수기요법의 새로운 관점

# 트리 테라피
(TREE THERAPY)

통증에 대한 새로운 접근
아픈 곳을 보지 말고 아픈 원인을 찾아라

## 트리테라피(TREE THERAPY)

**발행일** | 2021년 10월 8일
**지은이** | 신성대
**펴낸이** | 강광성
**펴낸곳** | 자연으로사는사람들
**편집인** | 이우영
**디자인** | 정현미(표지 일러스트), 박정덕
**전   화** | 010 8402 9575
**주   소** | 창원시 의창구 진산대로 355번길 16-11
**홈페이지** | npbook.kr
**공식블로그** | http://blog.naver.com/npboo
ISBN 979-11-966325-8-8
정가 16,500원

※ 이 책은 신저작권법에 의하여 보호받는 저작물이므로 무단전재나 복제를 금합니다.
※ 잘못된 책은 교환해 드립니다.

수기요법의 새로운 관점

# 트리테라피
## —— TREE THERAPY ——

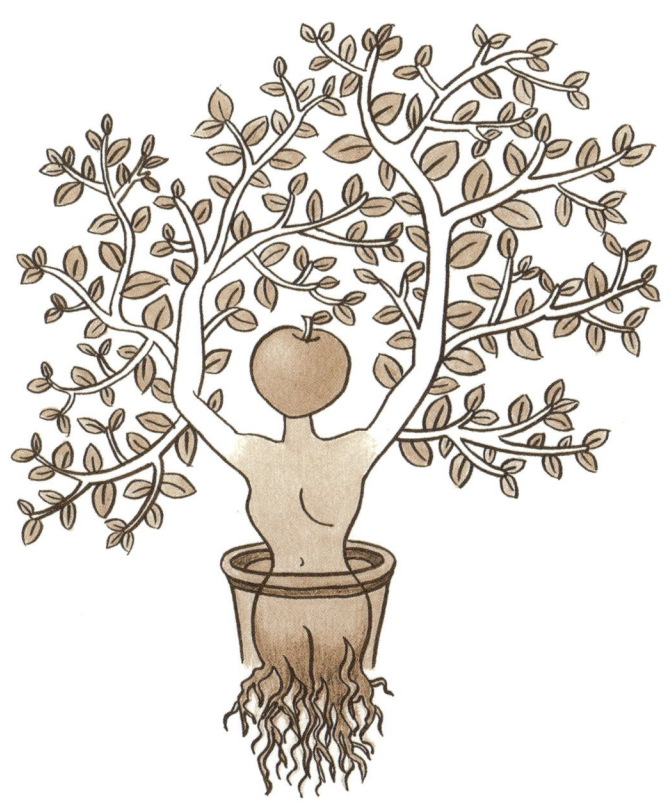

## 통증에 대한 새로운 접근
### 아픈 곳을 보지 말고 아픈 원인을 찾아라

## 인사말

저는 오랜 시간 동안 무술에 필요한 각종 기술을 습득하는 과정에서 수없이 많은 동작을 반복하고 수정하면서 본인의 의도와 다르게 몸이 생활 습관에 의해 바뀌는 것을 느꼈습니다. 또한, 아주 미세한 동작의 변화에 몸의 균형이 무너지거나 통증을 일으키는 경우도 많았습니다. 이런 현상은 어린이와 청소년 그리고 성인에 이르기까지 큰 차이가 없었습니다. 따라서 어떻게 하면 안정적으로 기술을 습득하고 일시적인 통증을 완화할 수 있을지에 대해 고민하고 대안을 찾게 되었습니다. 때로는 해부학 서적을 통해 배우거나 대체의학을 논하는 분들을 찾아다니며 배우고, 또 일상적으로는 다양한 나이의 남성과 여성들을 지도하면서 임상을 통해 깨닫기도 하였습니다.

오랜 기간 현장에서 지도하다 보니 청소년도 많았지만, 자폐증이나 틱 장애 등 지적장애인도 꽤 많았습니다. 특히 연로하신 어르신들을 지도하는 과정에서는 만성적인 신체 변형으로 인해 자주 안타까운 상황들을 겪었습니다. 청소년들의 경우에는 친구들이 잘 놀다가 근육이 늘어나거나 삐거나 사소한 일로 팔이 빠져서 오는 경우가 많았습니다. 요즘에는 특별한 이유도 없이 허리가 아프다거나 피부질환으로 고생하는 아이들이 부쩍 늘었습니다. 지적장애인들의 경우에는 식욕 조절이 안 되어서 지나치게 살이 찌거나 장(腸) 트러블 또는 변비나 설사로 고생하는 경우가 많았습니다. 어르신들은 운동신경이 느려서 간단한 동작 반응이 서툴러 발목을 접질리거나 무릎 또는 넓적다리 부위를 다치는 경우가 허다했습니다.

이런 경우에 대부분 보호자는 환자를 데리고 병원에 가서 주사를 맞히거나 진통제를 복용시키는 경우가 다반사였습니다. 필자가 보기에는 간단하게 치유될 수 있는 수준의 문제도 무조건 병원에 가야 해결된다는 강박관념에 적잖이 고민했습니다. 어떻게 하면 우리 아이들이나 어르신들이 안전하게 운동하고 생활할 수 있을지에 관심을 가지다 보니 어느새 우리 몸의 전체적인 운동기능과 균형에 대한 새로운 관점을 가지게 되었습니다.

아이들은 통증을 시원하게 느끼지만, 금방 간지러워하면서 잘 낫기도 합니다. 반면에 어르신들은 통증을 적게 느끼고 조그만 자극에도 시원하다고 하면서도 잘 낫지를 않습니다. 이런 차이는 갑자기 다친 경우와 오랜 시간에 걸쳐 몸이 틀어졌을 때 그 몸이 고쳐지는 회복력이 서로 다르기 때문입니다. 우리 몸의 회복력은 몸의 중심에 작용하는 힘이 얼마나 튼튼한가에 달려 있습니다.

어떤 배도 기울어지지 않고 바다를 항해하는 경우는 없습니다. 모든 배가 잠시 기울어졌다고 해서 반드시 전복되는 것도 아닙니다. 그 이유는 배가 가진 회복력이 있기 때문입니다. 우리 몸도 인생을 살아가면서 좌로 기울었다 우로 기울었다 하면서 살아갑니다. 그런데도 어느 한쪽으로 완전히 기울어서 걷거나 뛰지 못할 정도로 망가지지 않는 것은 회복력이 있기 때문입니다. 이 회복력을 균형추라고 불러도 좋고, 자연치유력이라 불러도 좋습니다.

성경의 마태복음에 보면, 예수님께서 산상수훈의 맨 마지막 말씀으로 『반석 위에 집을 짓는 것』에 대해 말씀하십니다.

"그러므로 누구든지 나의 이 말을 듣고 행하는 자는 그 집을 반석 위에 지은 지혜로운 사람 같으리니 비가 내리고 창수가 나고 바람이 불어 그 집에 부딪히되 무너지지 아니하나니 이는 주초를 반석 위에 놓은 까닭이요 나의 이 말을 듣고 행하지 아니하는 자는 그 집을 모래 위에 지은 어리석은 사람 같으리니 비가 내리고 창수가 나고 바람이 불어 그 집에 부딪히매 무너져 그 무너짐이 심하니라(마태복음 7:24~27)"

이 말씀 중의 반석(磐石)은 넓고 평평한 큰 돌을 일컫는 것으로, 기틀이 아주 견고함을 비유적으로 이르는 말입니다. 창수(漲水)란 큰물이 져서 넘치는 물로서 홍수를 일컫는 말입니다. 다시 말해, 큰비가 내려 강이 범람하고 태풍이 불어 나무가 무너지더라도 기초가 튼튼하게 지어진 집은 부딪칠망정 무너지지는 않지만, 기초도 없이 모래 위에 지은 집은 부딪치는 즉시 산산조각이 난다는 말씀입니다.

이것을 지금 이 시대 사람들이 겪고 있는 통증에 비유하자면, 주춧돌이 되는 반석은 우리 몸 전체를 받치고 있는 다리와 발에 해당합니다. 즉, 다리와 발은 우리 몸이 직립했을 때의 기준이며 힘의 축이며 균형을 잡는 추와 같은 것입니다. 따라서 우리가 건강하게 삶을 영위하기 위해서는 주춧돌에 해당하는 다리와 발이 건강해야 합니다. 그래야 골반이 바로 서고 척추가 바로 잡히는 것입니다.

그동안 많은 분에게 신체 변형을 바로잡는 방법에 대해 여러 가지로 알려주고 가르쳤음에도 불구하고 여전히 이해하지 못하는 분들이 많은 것은 필자의 능력이 부족하기 때문이기도 하고 인체의 기본 원리를 잘못 이해하고 있기 때문이기도 합니다. 이에 비록 가지고 있는 지식이 짧기는 하지만, 현장에서 경험하여 얻은 바를 여러분들과 나누고자 합니다. 이 책에서 다루지 못하거나 간과한 부분들에 대해서는 제현들의 깊은 이해와 매서운 질책을 바랍니다.

이 책이 나오기까지 다양한 자연치유법을 함께 토론하고 원고를 꼼꼼하게 체크하여 예정된 시간에 맞추어 출간되도록 도와주신 이우영 선생께 감사를 드리며, 또한 생활습관에서 일어나는 증상들을 대체의학적 관점에서 접근하여 함께 연구하고 이끌어 주신 둥근힘 원유훈 회장님께도 특별히 감사의 인사를 전합니다. 특히 미국에서 무술 지도를 끝내고 돌아온 뒤 낯선 생활환경에서 숱한 절망감을 느낄 때, 지금까지 함께 동고동락하며 제 곁을 지켜준 아내와 또 제 삶의 희망으로 자라준 소중한 아들과 딸에게 미안함과 감사한 마음을 담아 이 책을 전합니다. 독자 여러분의 가정에 늘 평안과 사랑이 가득하시길 기원합니다.

감사합니다.

# 목차

인사말                                             009
프롤로그                                       019

## 1st chapter [기초편]          025

### 1장 건강이란 무엇인가?          027
### 2장 건강을 위한 기초 생물학          039
### 3장 뼈를 쉽게 이해하는 법          053
### 4장 몸의 균형을 이루는 근육과 각 근육의 역할          077

## 2nd chapter [실전편]          119

### 5장 몸은 화분에서 자라는 나무          121
### 6장 움직임의 반경이 몸의 균형을 결정한다          135
    움직임의 반경을 줄이는 뼈와 체액          139
    움직임의 반경을 줄이는 근육과 인대          141

## 7장 움직임의 반경을 확장하는 마사지법    145

　마사지의 요령과 원칙    149
　마사지의 기본자세와 주의할 점    154
　마사지를 위해 챙겨야 할 도구와 사용법    157

## 8장 트리테라피의 실제    159

　발가락 마사지    160
　발 측면 마사지    162
　발바닥 마사지    163
　무릎 마사지    164
　허벅지 마사지    166
　목 마사지    167
　경추 마사지    169
　등 마사지    171
　골반 마사지    172
　허리 마사지    173
　팔 마사지    174
　팔뚝 마사지    176

# 3rd chapter [응용편]　　　　　　　　　　　179

　　연령별 성별로 걸리기 쉬운 척추질환　　183
　　여성이 특히 조심해야 할 다발 관절증　　189

## 9장 마사지 기술로 통증이 완화된 사례　　191

　　① 팔의 불균형, 수전증과 테니스 엘보　　192
　　② 발의 불균형, 족저근막염과 통풍 그리고 무지외반증　　196
　　③ 다리의 불균형, 퇴행성관절염과 무릎관절증　　202
　　④ 골반의 불균형, 척추관협착증과 좌골신경통　　204
　　⑤ 경추의 불균형, 목디스크　　208
　　⑥ 흉추의 불균형, 오십견 및 등 통증　　210
　　⑦ 요추의 불균형, 등 통증과 허리디스크 그리고 탈구　　213
　　⑧ 손의 불균형, 손목터널증후군　　218

## 10장 자가치유와 응급처치법　　221

　　① 응급처치법　　222
　　② 일상생활에서 근골격계 질환을 예방하는 자가치유법　　223
　　③ 냉찜질과 온찜질, 어떤 게 나을까?　　225
　　④ 지적장애인에게 효과적인 행동수정법　　227

## 프롤로그

　나는 시골의 한 농부의 아들로 태어나 자연과 함께 성장하고 흙을 밟으며 산과 들을 놀이터 삼아 자랐다. 어릴 적에는 가난이 싫어서 부모님을 원망하기도 했지만, 나이 들어 지금의 청소년들을 보자면 건강한 몸을 가꾸는 데는 오히려 큰 도움이 되었다고 생각한다. 요즘 아이들이 주로 먹는 햄버거나 과자 또는 피자 대신 어쩔 수 없이 자연 음식을 먹으며 성장한 것이 내 건강의 밑천이었다.

　사회적으로 고령화 사회에 대한 논쟁이 치열하지만, 개인적인 생각으로는 과연 지금의 아이들이 일흔 살을 넘겨 건강하게 생활할 수 있는 기초 체력이 되는가에 대해 깊은 우려가 있다. 지금의 80대 노인들의 10대 시절과 지금 10대 아이들의 기초체력은 분명 다르다. 지금의 노인들이 여든 살을 넘겨서도 건강하게 살아가는 것은 그들 세대가 어릴 적에 먹었던 음식과 운동에 기반한 것이므로 50년 뒤에도 누구나 100세까지 살 수 있으리라고 장담할 수 없다.

　어린 시절 자연 속에서 자연 음식을 먹으며, 산과 들 그리고 논과 밭을 맨발로 다니며 생활한 것이 지금 내 건강의 기초가 되었다. 만약 그 시절에 지금 아이들처럼 기초가 무너진 생활을 했다면 현재의 내 건강은 없었을 것이다. 주로 먹는 음식은 인스턴트식품이나 가공식품이며, 생활하는 거리는 온통 아스팔트이고, 생활하는 집이나 학교는 콘크리트로 만들어져 있다. 콘크리트를 벗어나 움직일 때는 자동차 안에서 에어컨이나 난방에 의존하다. 신선한 공기나 흙은 우리 아이들이 드물게 풍경이 되었다.

　온실에서 자란 화초는 온실 안에서는 건강한 생활을 지켜갈 수 있지만, 온실 밖으로 나오면 잡초보다 생명력(건강)을 유지할 수 없다. 바위틈에서 자라나고 있는 소나무는 거센 풍파와 가뭄에도 10년 아니 100년 동안 그 자리에서 굳건히 뿌리를 내리고 살아간다. 마찬가지로 어떤 환경에서 어린 시절을 보내고 자랐는지를 통해 건강을 예측할 수 있다. 나는 임상을 통해 현대 도시인들의 운동량 부족과 잘못된 운동법을 알았고, 바쁘다는 핑계로 한 끼의 음식을 아무렇게나 챙겨 먹음으로써 비만이나 소화불량 등으로 몸의 균형이 무너지는 것을 보았다.

하지만 이미 도시화된 생활 습관을 과거로 되돌릴 수는 없는 노릇이다. 그래서 이 책을 통해 그나마 도시 생활 속에서도 가능한 최소한의 노력과 동작을 통해 건강이 더 악화하는 것을 예방하기를 권한다.

이 책에는 내가 살아온 과정에서 배우고 익힌 여러 기법 중에 나름대로 임상을 통해 명확히 효과적이라고 스스로 인정한 것들만 간추려서 기록했다. 막상 기록하고 보니 이미 공인된 여러 학설과 다른 점들이 발견되었다. 그런데도 다른 것은 다른 그대로 알리기로 했다. 굳이 기존 학설에 맞춰야 할 필요가 없기도 하고, 또 다른 분들이 내 경험을 바탕으로 새로운 기술을 개발할 수도 있기 때문이다.

여러분이 이 책 한 권으로 근골격계 질환을 통달할 수도 없고 질병의 근원을 파악하기 어려울 수도 있다. 이미 다양한 공부를 하신 분들의 수준에 맞추어 집필하였으므로 초보자들에게는 어렵게 느껴지는 부분도 있을 것이다. 따라서 이해하기 어려운 부분은 스스로 여러 자료를 찾아 보충하면서 그 틈을 메워야 한다. 그러다 보면 어느 순간 이 책에서 주장하는 바가 한눈에 들어오게 될 것이다. 눈이 뜨이면 그때부터는 사람의 병을 진단하는 것부터 간단한 손동작만으로 증상을 고치고 병의 근원을 해소하는 길이 열린다.

〈기초편〉에서는 인체가 수정을 통해 발생하고 성숙하여 출산하기까지의 과정을 과학적인 이론을 바탕으로 전개하고 있다. 이 부분을 반드시 숙지해야 뼈와 근육이 오장육부와 어떻게 연결되어 영향을 주고받는지를 파악할 수 있기 때문이다. 무엇보다 여러분이 마사지 기술을 아무리 익혀도 일정한 틀을 벗어나지 못하는 이유가 인체의 발생을 모르기 때문이다. 따라서 마사지 기술이 고도로 숙달될수록 결국은 다시 가장 기초적인 인체의 발생 과정을 공부하지 않을 도리가 없다. 이 부분에서 창조적인 자기만의 이론이 세워지기 때문이다.

또 모든 뼈와 근육에 대해 다 알지는 못하더라도 마사지에 필요한 가장 기본적이고 핵심적인 근육과 뼈는 반드시 알아야 한다. 해당 뼈와 근육이 우리 몸에서 어떤 역할을 하고 얼마나 어느 위치에 분포되어 있는지를 알지 못하면 〈실전편〉과 〈응용편〉에서 내가 이야기하는 마사지 기술을 전혀 이해할 수 없게 된다.

지난해 초부터 갑자기 닥친 코로나 19와 정부의 집합금지 명령으로 자폐증과 장애우 치유를 중단하게 되었고, 이참에 그동안의 임상경험을 바탕으로 책 출간을 하기로 했다. 앞으로는 1박 2일 또는 2박 3일간 체류하면서 자신의 건강을 돌보고 기초적인 마사지법을 익히고 체험하는 프로그램을 보급하고자 한다. 그래서 치유를 받기 전에 먼저 마사지에 대한 이론적 이해를 하도록 기초적인 지식을 전하고자 이 책을 쓰게 되었다. 아무것도 모른 채 남에게 자신의 몸을 맡기는 것보다는 기본 지식을 갖추고 마사지를 받으면 일상에서 스스로 관리하는데 더 큰 도움이 되기 때문이다.

# 1st chapter
## 기초편

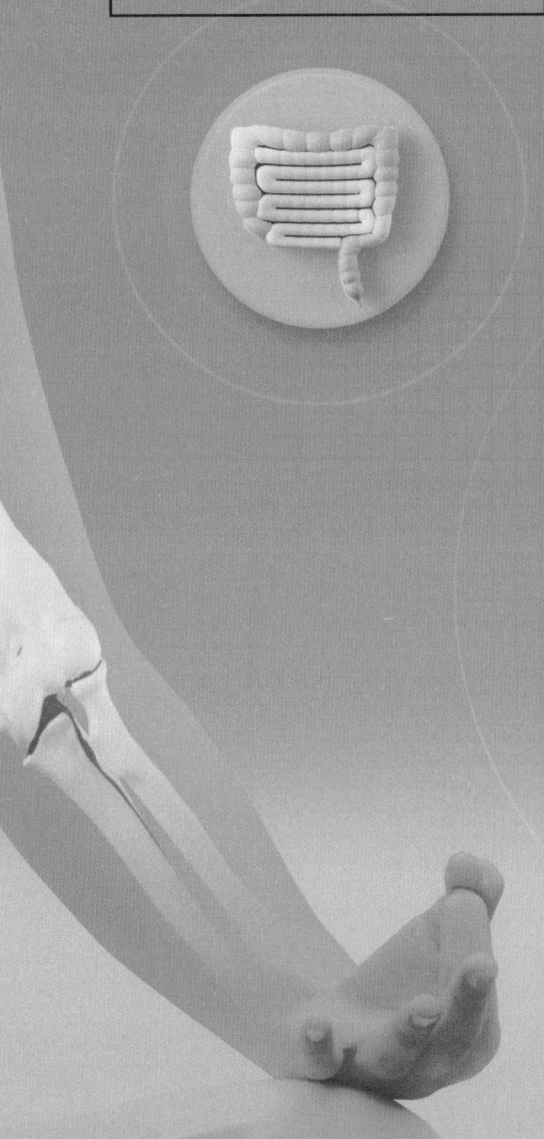

1st chapter **기초편**

# 1장

## 건강하다는 것은 회복력이 있다는 것이다

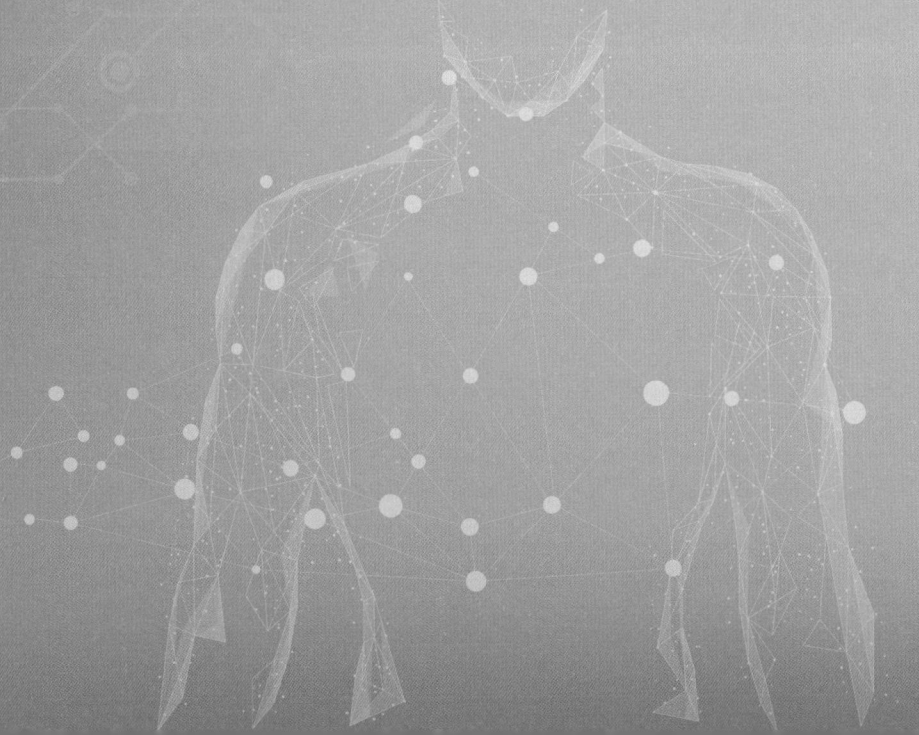

# 1장
## 건강하다는 것은 회복력이 있다는 것이다

건강(健康)하다는 개념은 정확히 무엇을 뜻하는 것일까? 건강에 대해 여러 가지 항목을 체크하여 종합적으로 평가할 수 있겠으나, 개념을 정리하기 위해 먼저 사전적 의미부터 살펴보기로 하자. 세계보건기구에서는 건강에 대해 "사회적, 신체적, 정신적, 영적으로 만족한 안녕의 상태"라고 정의하여 단순히 질병이 없거나 허약하지 않다고 해서 건강한 것이 아님을 분명히 하고 있다. 통용되는 네이버 국어사전에서는 건강에 대해 "정신적으로나 육체적으로 아무 탈이 없고 튼튼함. 또는 그런 상태."라고 설명하고 있다.

하지만 이렇게 규범적 또는 사전적으로만 살펴보면 살아있는 어떤 생명체도 건강하지 않다는 결론에 이르게 된다. 생명은 변하는 것을 일컫고, 변한다는 것은 탈이 있거나 있을 수 있음을 전제로 하는 것이다. 변화과정에서 탈이 없을 수는 없기 때문이다. 그러면 한자의 본뜻을 살펴보면 어떨

까? 건(健)은 『굳세다; 튼튼하다; 탐하다.』라는 뜻으로, 사람 인(人) 변에 세울 건(建)으로 이루어져 있다. 즉 굳세거나 튼튼한 것은 사람이 서 있기 때문이다. 강(康)은 『편안하다; 즐겁다; 풍년이 들다; 비다; 헛되다.』라는 뜻이다. 이를 종합하면, 건강하다는 것은 사람이 서 있으면서 굳세고 편안한 상태임을 알 수 있다.

굳세다는 것은 유연성을 의미하기도 하고 사물이나 대상의 힘에 반응하여 자기 자신을 지켜낼 힘이 강하다는 뜻이기도 하다. 이처럼 외부의 힘에 반응하여 자기를 지키려면 자기 몸이 가진 균형을 유지해야 한다. 특히 제대로 서 있으려면 발이 제 기능을 하고 다리가 제 역할을 하고 있어야 가능하다. 발과 다리가 제 기능을 못 하면, 신체의 골격이나 근육이 틀어지고 균형을 잃게 되어 그 힘을 나타내려고 하더라도 마음먹은 대로 잘되지 않는다. 그러므로 건강은 먼저 근골격에서 굳센 틀을 만들어내는 것이고, 이를 위해서는 발과 다리의 틀을 바로잡는 것이 가장 먼저 해야 할 일이다.

사람 몸은 본래 날 때부터 타고나는 원기(元氣)를 가지고 있는데, 원기는 우리 몸이 대칭을 이룬 상태에서 힘이 모였을 때 발휘되는 것이다. 반면, 몸이 틀어진 자세에서는 힘을 나타내려 하더라도 힘이 모이지 않아 발휘하기 어렵다. 따라서, 건강한 사람은 언제나 주변 환경의 변화에 능동적으로 대응하고 자기 몸을 보호할 수 있는 능력과 신체 기능이 있는 사람이다.

하지만 과학과 문명이 발달하면서 인간은 고유의 건강을 상실하고 점차 시장과 제도의 부품처럼 반복된 일상을 당연하게 받아들이고 있다. 흙 대신에 아스팔트를 밟으면서 산책을 하고, 바위와 산을 오르면서 전신을 사용하기보다는 실내에서 운동기구를 이용하여 근육만 발달시키고 있다. 그러니 언뜻 보기에는 건강한 것처럼 보이지만 실제 위기 상황에서는 자신을 보호하지 못하는 것이다. 이것은 건강에 대한 인식이 잘못되어 있어서 나타나는 현상이다.

마찬가지로 자기가 아끼는 물건에 작은 흠집이라도 생기면 길길이 날뛰며 화를 내던 사람도 자기 몸의 체형이 조금 변형되는 것에는 무관심하다. 사회가 화폐교환으로 이루어지다 보니 사람들이 주로 필요로 하고 관심을 가지는 것은 돈이다. 하지만 그 돈으로도 한번 잃어버린 건강은 다시 살 수 없다. 그런데도 돈에 정신이 팔려서 자신의 건강에 대해서는 갈수록 무관심해지고 있다. 어쩌면 많은 사람이 지금 건강을 잃더라도 돈만 벌면 다시 건강을 살 수 있다고 믿는지도 모르겠다. 이 책을 읽는 독자 여러분은 그런 어리석음에 빠지지 않은 분들이다.

## 건강하면 병이 들어도 쉽게 일어선다

건강을 잃는 것이 한순간이라고 믿는 사람들도 있다. 그러나 사람의 건강은 그렇게 허약하지 않다. 가끔 코로나 19나 박테리아 등으로 인해 목숨을 잃었다는 기사를 보지만, 100조의 바이러스와 박테리아로 이루어진 인체가 고작 한두 종류의 바이러스에 의해 치명타를 입는 것은 상상하기 어렵다. 또 인체가 그로 인해 허약해졌다 하더라도 몸은 우리가 상상하는 것보다 엄청난 회복력을 지니고 있다. 다만 그 사람이 가진 부족한 에너지를 외부적으로 조금 보충해주는 것이 의술이다. 외상이나 위급한 병증이 아니라면 우리 몸은 스스로 회복하는 놀라운 힘을 가지고 있다.

이것을 쉽게 이해할 수 있는 것이 다리 자세의 변형이다. 골반의 대전자 각도가 1° 정도 변형이 되면 처음에는 큰 변화를 못 느끼지만, 점차 시간이 지나면 발목이 틀어지고 다리가 O자 다리가 되거나 X자 다리가 된다. 작은 각도가 큰 결과를 초래하는 것이다. 우리 몸의 병이라는 것이 대체로 이와 같다. 그럴 때 무슨 시술이니 수술이니 해서 다리의 뼈나 인대를 고정하면 다시는 회복하지 못한다. 다리 자세의 변형은 단지 우리의 평소 생활 습관을 조금만 신경 쓰면 쉽게 바로잡을 수 있는 것이다. 즉 조금의 보조적인 도움만 주면 우리 몸이 스스로 다시 원상회복하는 것이다.

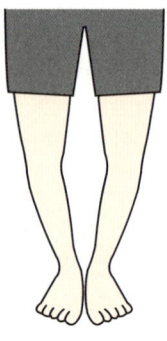
(그림) O자 다리

여성들이 하이힐을 신고 다리를 꼬아 앉는 경우가 많은데, 이런 자세가 일자 목과 일자 허리를 만드는 경우가 있다. 남성들의 경우에는 '양반다리'라고 하여 사타구니를 벌리고 앉는

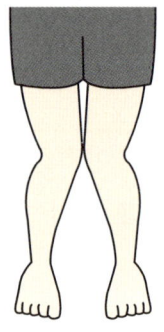
(그림) X자 다리

것을 품격있는 자세라고 여기는 경우가 많다. 이런 자세는 하체의 기운을 소모하고 신장의 기능을 떨어뜨린다. 게다가 '양반다리'를 하면서 꾸부정한 자세를 취하다 보면 의자나 소파에 앉아서도 가만있질 못하고 '양반다리'를 하게 된다. 이래서 한국 남성들에게 숏다리가 많아진 것이라는 설(說)도 있다.

그렇다면 일자 허리나 일자 목의 여성은 영원히 회복되지 않는가? O자 다리나 X자 다리의 남성은 영원히 그대로 살아야 하는가? 아니다. 이런 현상은 오랜 생활 습관으로 굳어진 자세가 근육의 수축과 이완을 왜곡해서 만들어진 결과이므로 외부의 도움을 조금만 받아서 스스로 되돌릴 수 있는 쉬운 자세변형에 지나지 않는다.

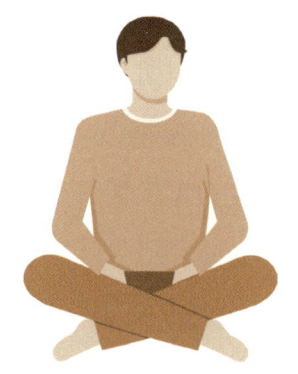

(그림) 양반다리

따라서 건강하다는 것은 단순히 잘못되지 않는 것만을 일컫는 것이 아니라 잘못된 상태에서도 스스로 복원시키는 힘이 강한 것을 말한다. 다시 말해, 건강하다는 또 다른 개념은 원기 회복의 힘이 있다는 것이다. 본디 타고난 기운이 일정 부분 소진되어 체형이 변형되고, 그 결과 O자 다리나 X자 다리가 되었다고 해도 다시 정상적인 체형으로 돌아오는 것은 아직 건강하기 때문이다.

이제 앞에서 얘기했던 세계보건기구와 국어사전의 건강에 대한 개념을 다시 정리해보자. 건강은 "사회적, 신체적, 정신적, 영적으로 만족한 안녕의 상태"나 "정신적으로나 육체적으로 아무 탈이 없고 튼튼한 상태"에 한정된 것이 아니라 "변화를 통해 다시 그런 상태로 회복할 수 있는 상태"까지를 모두 포함한다고 봐야 옳다. 다시 말해, 현재 심리적으로 위축되어 있다고 건강하지 않은 것이 아니라 심리적 위축을 극복하고자 하는 의지마저 상실된 상태라야 건강을 잃었다고 해야 옳다. 지금 영적으로 건강하지 않은 것이 아니라 영적인 건강을 추구하는 마음마저 잃었을 때 건강을 잃은 것이다.

## 건강은 돌보는 자만이 가질 수 있다

건강을 단순히 육체적인 것에만 국한하지 않고 좀 더 넓게 보자면 평소에 '정신을 똑바로 차리고 산다.'라는 뜻도 내포한다. 정신이 바른 사람은 자신의 육체에 질병이 오기 전에 미리 알아차리거나 미세한 신체 변화에 바로 대응한다. 가장 바람직한 방법은 O자 다리나 X자 다리가 되기 전에 미세한 골반과 척추 변형을 사전에 감지하여 미리 조심하는 것이다. 만약 사전 예방의 시기를 놓쳤다고 하더라도 평소 걸음걸이나 기립 자세에서 불편을 느꼈다면 늦지 않게 전문가를 찾아가서 상담하고 지도를 받는 것이 바람직하다.

몸은 몸 자체로 독립적으로 기능하지 않는다. 물론 해부학 중심의 서양의학에서는 몸이 독립적으로 기능하므로 몸을 자르거나 독극물로 염증을 죽이면 아무런 문제가 없다고 믿는 것 같다. 그러나 임상적으로 보자면, 몸은 마음과 밀접하게 연관되어 움직인다. 우리 몸은 외부 자극을 수용할 수 있는 기능이 있으나 그것을 판단하거나 인식하는 기능은 없다.

내가 길을 걷다가 어떤 생각에 골몰하고 있는데, 지나가던 행인이 내 팔을 살짝 건드린다고 해서 그것을 알아채기는 힘들다. 분명히 내 몸은 접촉했음에도 내가 그것을 인식하지 못하는 것은 몸이 독립적으로 인식하지는 못한다는 방증이다. 몸이 오감을 통해 자극을 받아들일 수는 있겠지만, 그것을 인식하는 것은 별개의 문제다. 즉, 몸은 마음이라는 매개가 없으면 그 자체의 기능은 거의 없다. 이것은 뇌사 상태의 환자만 보더라도 쉽게 알 수 있는 일이므로 중언부언할 필요가 없다.

따라서 몸을 바로잡고자 하는 사람은 그 마음을 먼저 바로잡아야 하고, 몸이 건강하기를 바라는 사람은 먼저 그 마음이 늘 몸을 보살펴야 한다. 몸은 뇌의 통제를 받는 부분도 있겠지만, 전반적으로는 마음먹기에 따라 달라진다. 예를 들어,

나이들어 돌아가신 분의 사체를 해부하면 대부분 암이 있다고 한다. 이처럼 자신이 암환자라는 사실도 모르는 채 천수를 누리고 돌아가신 분도 있지만, 병원에서 암진단을 받고 그 충격으로 이른나이에 돌아가시는 분들도 있다. 그것은 마음이 이미 죽을 것이라는 사실을 받아들였기 때문이다.

내 몸의 건강을 돌보는 것은 간병인이나 배우자나 의사나 간호사가 아니라 내 마음이다. 내 마음이 내 몸을 돌보고 아끼고 보살피면 그 몸은 마음이 주는 사랑에 의해 다시 기운을 얻고 소생한다. 그러나 몸이 힘든데 마음마저 두려움과 초조함과 불안감을 조성하고 아직 오지도 않은 미래를 가져다가 더 큰 공포를 심어준다면 아무리 건강한 몸도 이겨내지 못한다.

그러므로 건강한 자는 스스로 자신의 건강을 보살핀다. 진짜 환자는 이것을 믿지 않고 스스로 절망의 구렁텅이로 자신을 몰아간다. 자신의 마음으로 자신의 몸을 돌보는 사람은 건강한 사람이다. 남의 마음으로 자신의 몸을 돌보는 사람도 건강해질 수 있다. 그러나 자신의 몸을 남에게 맡기고 절망과 두려움을 불러들이는 자는 결코 건강할 수 없다.

### 🔍 Tip

## | 관절, 인대, 힘줄, 연골 어떻게 다른가? |

움직이느냐 못 움직이느냐에 상관없이 뼈와 뼈 사이의 연결되는 부분을 관절이라 부른다. 그런데 뼈와 뼈가 직접 만나서 닿으면 아프므로 우리 몸의 관절에는 뼈끼리 이어주는 중간에 부드러운 연골이 있다. 주로 뼈의 끝부분에 있는데, 척추와 같은 아주 짧은 뼈들 사이에도 반드시 연골이 있어서 뼈끼리 부딪치는 것을 막아준다. 척추뼈와 뼈 사이에 있는 반투명한 것도 연골이다. 다만 이것을 디스크라고 하고 추간판이라고도 부르는 것뿐이다.

또 뼈와 뼈가 떨어지면 안 되므로 뼈를 감싸고 있는 연골, 뼈와 뼈를 맞붙여 주는 인대가 있다. 인대는 탄력성이 떨어져서 쉽게 늘어나거나 줄어들지 않는다. 손가락이 뒤로 완전히 젖혀지지 않는 이유도 인대가 있기 때문이다. 이런 걸 가동범위라고 부른다. 그런데 인대가 지나치게 늘어나서 가동범위를 벗어나서 젖혀지는 때도 있다. 만약 인대가 늘어나서 가동범위를 벗어나게 되면 그로 인해 통증이 발생한다. 물론 통증이 발생하지 않는 일도 있다.

힘줄은 근육이 뼈와 연결되도록 도와주는 역할을 한다. 근육이 뼈에 단단하게 붙어야 몸이 운동할 수 있는데, 근육은 직접 뼈에 붙지 못한다. 그래서 근육 대신 뼈에 붙는 아주 질긴 부분의 접착제가 힘줄이라 할 수 있다. 인대는 늘어나지 않는 질긴 구조고, 힘줄은 근육의 변형된 형태이므로 신축성이 있다.

—— 1st chapter **기초편** ——

# 2장

## 건강을 위한 기초 생물학

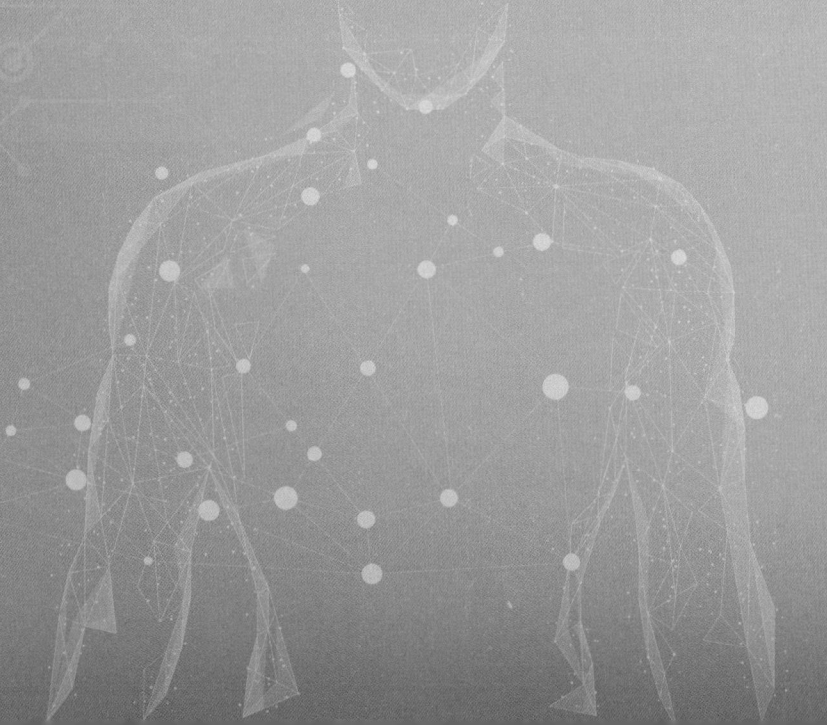

# 2장
## 건강을 위한 기초 생물학

인체를 알고자 하면, 가장 먼저 태아의 발생과 인체의 주요 기관이 만들어지는 순서와 원리에 대해 알아야 한다. 필자가 과학적 원리까지 모두 아는 것은 아니므로 《위키백과사전》에서 주장하는 내용을 기초로 하여 여러분이 좀 더 알기 쉽도록 설명하고자 한다.

남자의 정자와 여자의 난자가 만나는 수정(受精)은 암수의 생식세포가 하나로 합쳐 수정란(受精卵) 또는 접합자(接合子)라는 진핵세포를 만든다. 이때 난자를 만나게 된 정자에서는 미토콘드리아가 파괴되어 사라지고, 오직 난자 안에 있는 세포질과 미토콘드리아가 DNA를 물려준다는 모계 유전의 가설이 있다.

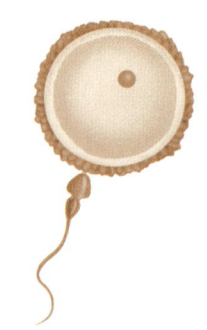

(그림) 난자와 정자의 수정

난자는 인체에서 가장 큰 세포로 현미경 없이도 관찰할 수 있다고 한다. 정자와 난자가 수정하면 상실배(morula)라고 불리는 단단한 세포 덩어리를 만들고, 상실배를 거쳐 착상 전에 배반포라는 것도 만든다. 배아는 수정 직후부터 부르는 이름이며, 배반포는 착상되기 전 상태의 배아를 말한다. 이 배반포는 배아를 형성하는 내세포층과 배반포외층, 그리고 착상 후에 태반이 되는 영양막으로 이루어져 있다. 이 영양막이 내세포층과 빈 공간인 포배강을 둘러싸는 것이다.

인간의 경우, 수정 후 5일 정도가 되면 상실배 상태에서 중앙에 공동(cavity)이 생기면서 배반포를 형성하게 된다. 알려진 바로는, 수정 후 5~6일이 되면 자궁의 액체로 차 있는 배반포(배아)가 투명대(zona pellucida)로부터 빠져나와 자궁에 도달한다. 배아가 나팔관에 들러붙지 않고 자궁까지 갈 수 있는 이유는 투명대가 있기 때문이다. 이때 배반포는 자궁 내벽으로 함입되어 수정 후 11~12일쯤에는 완전하게 착상이 된다고 한다.

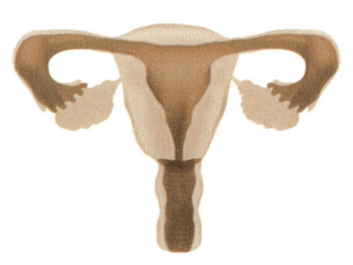

(그림) 자궁과 나팔관

배반포가 자궁에 착상된 후에는 태어날 때까지 직접 모체로부터 영양분을 받으면서 자궁 속에서 자란다. 그래서 수정된 배아를 5일간 배양하여 배반포를 만든 뒤 인공적으로 자궁에 착상을 시켜주는 난임기술도 있다.

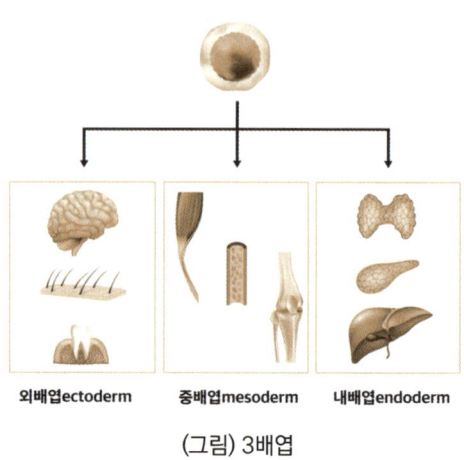

(그림) 3배엽

수정란은 최초 발달 단계로 분할·체세포분열을 거쳐 작은 공 모양인 포배를 만드는데, 초기의 배아는 낭배 형성을 거친다. 이때부터 낭배기를 포함한 후기 발생이 진행된다.

배반포의 겉은 영양포라 하고, 내부는 태자 배엽이라고 한다. 두 층으로 되어있는 내세포층은 2주 정도 지나면서 외피층이 원조(primitive streak)를 향해 들어가서 새로운 층을 형성한다. 이 층을 내배엽이라 부른다. 외피층은 계속 이동하여 두 번째 층을 형성하는데, 이것이 중배엽이다. 그러면 자연스럽게 가장 위층에 있는 것이 외배엽이 된다. 이로써 인체의 모든 기관은 외배엽·중배엽·내배엽의 3배엽 중에서 형성된다.

외배엽은 배엽에서 처음 나타났고 가장 밖을 형성하므로 몸의 표면을 덮는 조직이 된다. 따라서 인체에서는 중추신경계, 눈의 수정체, 두개골과 감각, 신경절과 신경, 색소세포, 머리 결합조직, 표피, 체모, 젖샘, 신경능이 이에 해당한다. 신경능은 네 번째 배엽이라는 주장도 있지만, 공식적으로 외배엽에서 온 것이다.

외피층이라 불리는 세포들은 낭배의 안으로 이동하여 내배엽을 형성하는데, 양쪽 벽이 위쪽으로 뻗어 중앙에서 합쳐지므로 소화관이 된다. 소화관의 앞끝을 향하여 표면으로부터 외배엽이 들어가 구멍이 뚫려서 입이 되고, 소화관의 뒤쪽으로 항문이 생긴다. 또 소화관 벽이 부풀어서 간과 이자가 된다. 따라서 위, 결장, 간, 이자, 방광, 요도관, 기도의 표피, 폐, 인두, 갑상샘, 부갑상샘, 그리고 장(腸)이 내배엽에 해당한다.

중배엽은 내배엽과 외배엽 사이에 생긴 추가적인 배엽이다. 중배엽으로 인해 체강이 생기는데, 따라서 체강 안에서 생긴 장기들은 체액이 있어서 충격으로부터 보호받기도 하고 움직이면서 성장한다. 이에 해당하는 장기는 근육, 골격, 진피조직, 결합조직, 비뇨생식계, 심장, 혈액, 림프계, 신장, 그리고 비장이다.

배엽이 형성된 후 기관이 발달하고 생장하여 하나의 개체가 되는 발생 과정을 후기 발생이라고 부른다. 인체는 낭배기를 지나면 배의 등쪽인 외배엽에 신경판이 생기기 시작하고, 신경판의 양쪽 가장자리가 주름 모양으로 솟아오르고 중앙이 약간 패어져 관모양이 되는데, 이것을 신경관이라고 한다. 이 신경관의 앞끝은 약간 부풀어져서 뇌가 되고, 여기에 이어지는 가느다란 부분은 척수가 된다고 알려져 있다. 이런 과정을 거쳐 신경계의 중심부가 생기고 말초신경과 여러 가지 신경이 외배엽으로부터 만들어진다.

이렇게 신경관이 형성되는 시기를 신경배라고 하는데, 외배엽에서는 체표와 감각 기관이 만들어진다. 이때 중배엽 중에서 신경관의 바로 밑부분이 앞뒤로 길게 뻗는 척색이 되고, 척색 양쪽에 있는 체절이 신경관과 척색을 에워싸면서 척추가 된다. 척색 양쪽의 중배엽 일부는 배쪽을 향해 아래쪽으로 뻗으면서 측판이 된다. 측판은 나중에 안쪽과 바깥쪽으로 갈라지는데, 바깥쪽은 피부를 안에서 받치는 형태로 근육이 되고, 안쪽은 소화관에 접하여 내장의 근육과 장막이 된다.

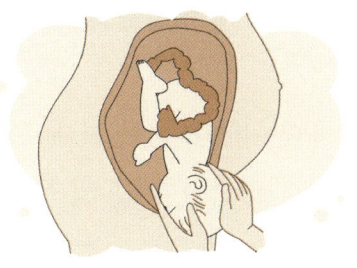

(그림) 태아의 출산

중배엽과 내배엽에서 생긴 요막은 장막과 합쳐져 태반을 형성하고, 요막 혈관과 난황낭 혈관이 합쳐져서 만들어진 탯줄을 통하여 태아와 모체와 사이에 영양분 공급·가스 교환·노폐물 배설 등이 이루어진다.

## 척수의 발달

앞에서 살펴본 바와 같이, 신경관에서 만들어진 뇌척수는 중추신경의 일부분으로 감각·운동신경들을 모두 포함한다. 뇌와 척수의 내부 구조에는 커다란 차이가 있으나 명확한 경계는 없다. 척수는 100만 개의 신경섬유로 구성되어 있는데, 상부는 호흡과 팔의 움직임을 조절하고, 중간과 하부는 몸통과 다리의 움직임 및 성 기능을 조절한다. 이 신경들 중에서 뇌에서 근육으로 전달되는 정보를 운동뉴런, 몸에서 뇌로 전달되는 정보는 감각뉴런이라고 한다.

척수는 말초신경을 통해서 들어오는 신체의 모든 변화 정보를 받아들여 뇌로 보내고 또 뇌에서 정보를 받아 말초신경을 통해 신체 각 부분에 전달하는 역할을 한다. 척수는 척주관 전체에 존재하는 것이 아

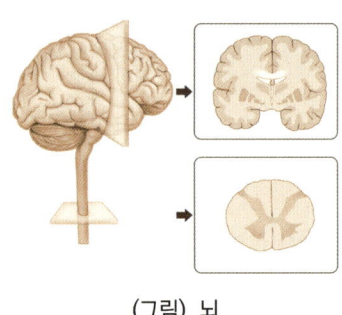

(그림) 뇌

니라 보통 제1요추(腰椎)까지 있다. 왜냐하면, 척수는 빨리 성장하여 조기에 정지하는 데 비해 척주는 성장을 계속하기 때문에 성인이 되면 척수는 제1요추 부분까지 매달려 올라간 형태가 된다.

척수는 뇌와 말초신경의 중간 다리 역할을 하는 신경계로 운동, 감각신경들이 모두 모여 있는 곳이다. 뇌에서부터 아래로 내려가는 운동신경은 사지의 모든 근육의 운동기능을 담당하고, 반대로 말초신경에서 올라가는 감각신경은 얼굴 부분을 제외한 우리 몸 전체의 감각을 담당한다. 또 방광 조절이나 항문조임근 조절 등의 자율신경 기능도 한다.

척수는 척추골의 단단한 뼈로 이루어진 관내에 위치한다. 가장 바깥층에 있으면서 섬유질로 된 질기고 단단한 경막

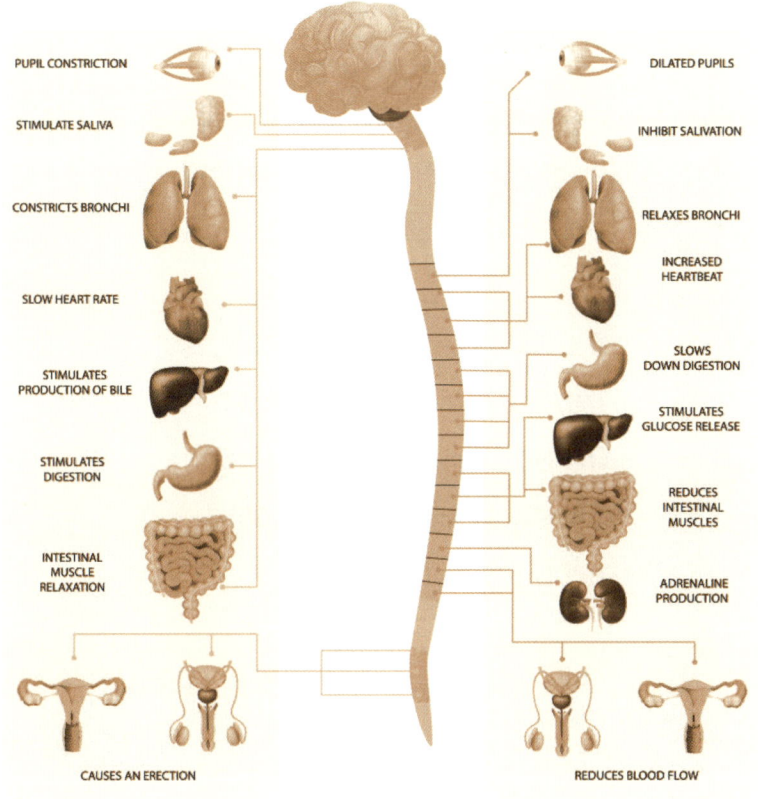

(그림) 척수신경

(Dura mater)과 혈관이 발달 되어 영양을 공급하는 지주막(Arachnoid mater), 그리고 척수의 표면을 싸고 있는 얇고 섬세한 연막(Pia mater)으로 이루어져 있다. 연막과 지주막 사이에는 뇌척수액이 들어있어 외부에서 오는 충격으로부터 보호하는 지주막하강이라는 공간이 있다.

척추관 속에는 31쌍의 척수신경이 있다. 제일 위쪽에 있는 8개의 목 신경은 호흡을 조절하고 팔·목·상체의 감각을 담당한다. 12개의 가슴·등 신경은 몸통과 복부의 기능을 담당하고, 5개의 다리와 엉치 신경은 다리·방광·창자·성 기관을 담당한다. 이를 다음과 같이 표기한다.

- 목 신경(Cervical nerve) - (C1-C8)
- 가슴/등 신경(Thoracic nerve) - (T1-T12)
- 다리 신경(Lumbar nerve) - (L1-L5)
- 엉치 신경(Sacral nerve) - (S1-S5)
- 꼬리 신경(Coccygeal nerve)

이처럼 척추에는 우리 몸의 각종 신경을 담당하는 척수신경이 흐르고 있어서 오장육부의 변화에 따라 척추에서도 동일한 반응이 나타난다. 다시 말하자면, 갑작스러운 사고로 인해 척추에 문제가 생기면 신경을 따라 오장육부에도 큰 변화가 일어나게 된다. 반대로 오장육부에서의 오랜 병증이 척수신경을 자극하여 척추에 변화를 초래하기도 한다. 이런 이유로 근골격계를 다루는 사람일지라도 반드시 오장육부의 변화에 대해 관찰해야 한다.

## 척추의 발달

척추(vertebra)는 척추동물의 척주를 형성하는 뼈를 말하는데, 어릴 때는 33개의 척추뼈로 이루어져 있다가 어른이 되면서 26개로 바뀐다. 척추골 또는 추골(椎骨)이라고도 하며, 위로는 머리를 받치고 아래로는 골반과 연결되어 있다.

목뼈인 경추가 7개로 이루어져 있으며, 경추에서 아래로 연결되는 등뼈인 흉추가 12개로 이루어져 있다. 흉추 아래에 있는 허리뼈인 요추는 5개다. 요추 아래로 연결된 미추와 천추는 골반에 포함시킨다. 엉치뼈인 천추는 어릴 때는 5개의 뼈로 이루어져 있으나 성장하면서 하나로 합쳐져 천골이라 불린다.

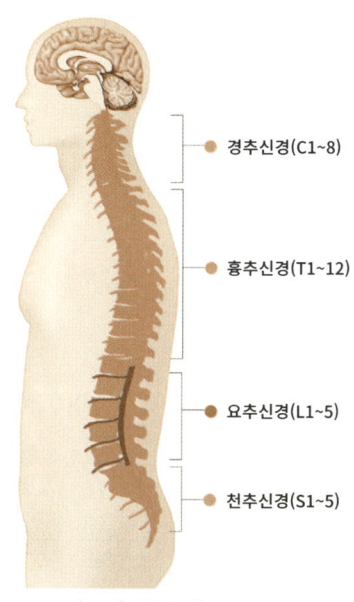

(그림) 척추의 구조

천추 아래에 있는 꼬리뼈인 미추는 어릴 때 4개의 뼈로 이루어져 있으나 성장하면서 하나로 합쳐져 미골이라 불린다.

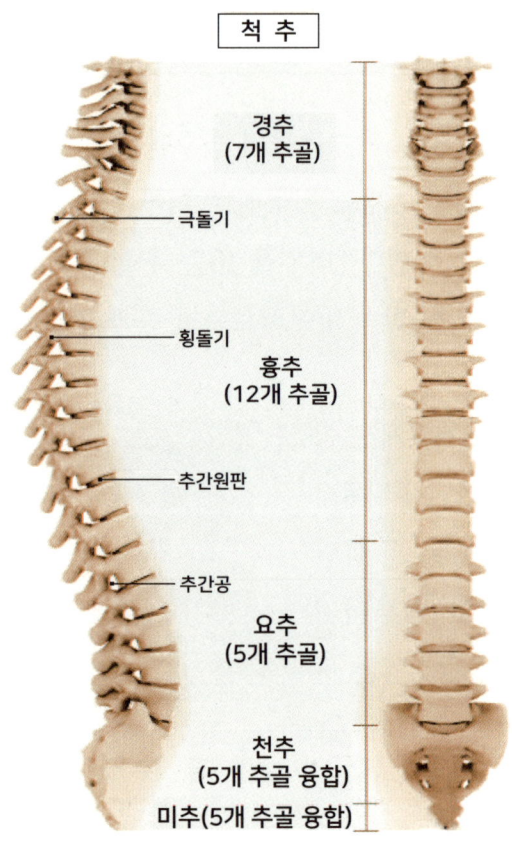

(그림) 척추의 형태

경추와 흉추 그리고 요추 사이에는 섬유연골성 추간판이 있어서 각 척추체 간에 움직임을 가능하게 만들어준다. 후방으로 척추 관절이 있으며, 척수에서 분리되어 나오는 척추 신경들이 각 기관으로 뻗어 나갈 수 있게 길을 만들어주는 추간공이 있다.

척추 신경근은 8쌍의 경추 신경근, 12쌍의 흉추 신경근, 5쌍의 요추 신경근, 5쌍의 천추 신경근과 1쌍의 미추 신경근이 있다. 각 척추 신경은 추간공으로 나와 신체의 모든 장기, 근육, 혈관, 인대 및 피부에 분포한다. 따라서 우리의 모든 감각, 운동, 자세 유지, 체온 유지 등 모든 신체 기능이 가능하게 되며, 의식적인 행동과 무의식적인 행동도 이를 통해 이루어진다.

척추는 적절한 자세를 잡아 팔과 다리의 기능을 조절하는 운동성이 있으며, 척추강 내에 있는 척수 및 신경 구조물을 보호하여 뇌에서 말초신경에 이르는 신호전달 역할도 한다. 다시 말해, 척추는 체중을 팔과 다리로 전달하고, 신체를 지지하여 평형을 유지하며, 척추관 내의 척수를 보호하는 기능을 한다.

**Tip**

| 건(腱, tendon)과 근(筋, muscle)은 어떻게 다른가? |

건(腱)은 힘줄이고 근(筋)은 근육이다. 대표적 건인 아킬레스건은 힘줄(tendon)이다. 힘줄은 아주 질긴 특수구조로 되어 있으며, 근육만큼은 아니더라도 늘어나고 줄어든다. 그만큼 탄력이 있어 근육과 뼈가 부드럽게 움직이도록 도와준다.

반면 근육은 말랑말랑한 구조다. 운동을 열심히 해서 근육이 딱딱해진 것을 보고 근육질이라 자랑하는 것은 잘못된 지식이다. 근육이 딱딱해지는 것은 운동을 잘못했거나 근육 내 혈액의 흐름이 정체되어 나타나는 현상이다. 다시 말해, 근육이 경화되어 일어난 증상이지 건강한 근육은 아니다. 근육은 말랑말랑하다.

근육을 단련하려고 무리하게 근력운동에 집중하는 사람들이 많다. 물론 이렇게 하여 근육을 발달시킬 수는 있지만, 오장육부의 근본이 건강하지 못한데 무리하게 근육만 단련할 경우에는 그로 인한 부작용도 감내해야 한다.

근력운동을 그만두거나 며칠 쉬면 금방 살이 붙고 비만해지는 사람이 있다면 자신의 기초체력에 맞지 않는 수준의 근력운동을 했기 때문이다. 그러니 근력을 키우려면 먼저 힘줄을 키우고 나서 근력운동을 해야 한다. 힘줄이 약한데 근력만 키우면 결국 도로 아미타불이 되고 만다.

1st chapter **기초편**

# 3장

## 뼈를 쉽게 이해하는 법

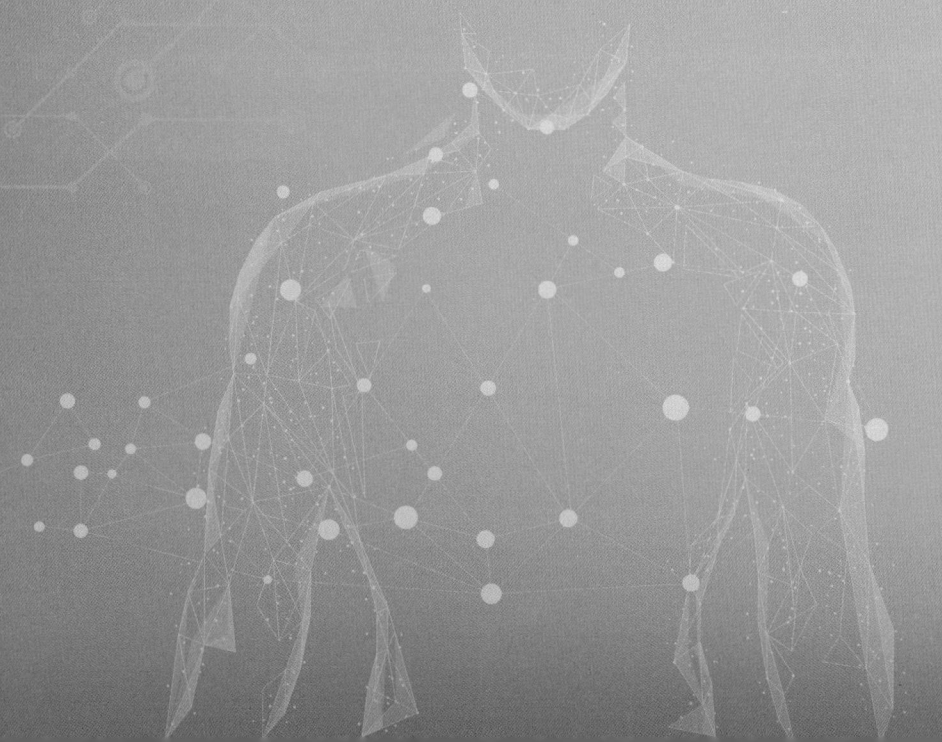

# 3장
## 뼈를 쉽게 이해하는 법

이 장에서는 우리 몸의 뼈를 크게 머리뼈와 몸통뼈 그리고 사지뼈로 나누어 살펴보기로 한다.

### 머리뼈

머리뼈는 머리를 이루는 뼈대로서의 두개골(頭蓋骨)과 얼굴을 보호하는 얼굴뼈로 이루어져 있다. 머리뼈에서 움직일 수 있는 관절은 턱관절뿐이고 나머지 뼈들은 뇌를 비롯하여 눈, 귀, 코와 같은 주요 감각 기관을 보호해야 하므로 단단히 고정되어 있다. 다른 뼈대와 같이 머리뼈 역시 치밀골과 해면골로 이루어져 있다. 머리뼈의 표면 쪽은 밀도가 높은 치밀골이 분포하고, 단면의 내부는 골밀도가 적은 해면골로 이루어져 있다.

뇌머리뼈는 뇌를 둘러싸고 보호하는 6종류의 8개 뼈를 말한다. 뇌머리뼈 중에서 미간과 눈 테두리 윗부분을 형성하고 있는 것은 이마뼈인데, 뼈 안에 공기가 들어있어 공기뼈라고도 한다. 다른 말로는 전두골이라고도 부른다. 이마뼈는 이마를 형성하는 비늘 모양의 수직부분과 안와, 비강을 형성하는 수평 부분으로 이루어져 있다.

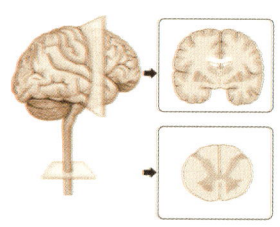

(그림) 뇌

마루뼈는 두정골이라고도 하는데, 한 쌍의 직사각형 모양으로 머리 위쪽을 이루고 있는 납작뼈다. 마루뼈는 넓게 차지하고 있다. 머리 윗부분을 차지하며 사각형이다. 뒤통수뼈는 후두골이라 부르며, 머리의 뒷면을 보호하고 제1 경추와 만나는 뼈다. 이 뼈의 바닥 부분에는 특이한 구멍이 있는데 이를 큰구멍이라 한다. 이 구멍은 척수가 통과하는 구멍이다. 큰구멍 옆으로 튀어나온 부분은 제1 경추의 가장자리가 들어가는 부분이다. 이것을 뒷통수뼈 관절융기라고 부른다.

관척골은 머리의 옆면을 보호하는 뼈로서 측두골이라고도 한다. 광대뼈를 만나는 지점으로 안으로 들어가 있다. 관척골은 또한 청각 부분과 이어져 청각을 담당하며 귀속에 3개의 뼈가 있다. 고실 부분은 귀를 둘러싸며, 턱관절 오목한 부분은 하악골로 이어진다. 나비뼈는 접형골로서 두 쌍의 날개로 이루어져 있다. 나비뼈는 공기뼈의 하나로서 큰날개는 뒤쪽, 작은 날개는 앞쪽에 있고 그사이에 위치한 안정에는 뇌하수체가 있다. 나비뼈를 통해 뇌 신경이 통과한다.

날개 돌기는 코의 윗부분을 형성한다. 코선반은 벌집뼈라 불리는 사골에 포함되어 있는데, 공기가 지나갈 때 데워주는 역할을 한다. 벌집뼈는 후각신경이 지나가는 곳이다. 또 벌집뼈 사이에는 코 중격이라는 것이 있어서 코와 코 사이의 공간을 막아준다.

이처럼 머리뼈는 뇌를 보호하는 뇌머리뼈와 얼굴의 감각기관을 보호하고 신경이 지나가도록 통로 역할을 하는 얼굴뼈가 있다. 얼굴의 이목구비에서 보고 냄새 맡고 듣고 맛을 보고 촉감을 느끼는 일체의 신경은 얼굴뼈로 보호받으면서 목뼈의 척수신경에서 빠져나온 신경줄과 연결되어 있다.

## 몸통뼈

몸통뼈 중에서 목뼈는 Cervical이라고 하며, 7개의 뼈가 있으므로 경추 1번부터 7번까지를 C1~C7로 표기한다. 흉추는 Thoracic vertebra라고 하여 12개의 뼈가 있으므로 T1~T12까지 표기한다. 허리뼈는 Lumbar vertebra라고 하여 5개의 뼈가 있으므로 L1~L5까지 표기한다. 엉치뼈는 영어로 Sacrum이라고 하고 꼬리뼈는 Coccyx라고 부르는데, 융합되어 하나씩 있으므로 별도로 숫자 표기는 하지 않는다.

### 1) 목뼈

목은 머리와 몸통을 연결하는 부위이다. 목은 멱이라고도 부르는데, 목이 있으므로 얼굴을 상하좌우로 돌릴 수 있다. 목에는 후두, 기도, 식도, 갑상샘, 혈관, 신경, 림프조직 등이 있으며, 목구멍은 인후(咽喉)라고도 하며 식도와 기도로 통하는 입속에 위치한다.

목뼈는 경추(頸椎)라고 하는데, 척추뼈 중에서 가장 작은 뼈다. 대부분의 포유류는 목뼈를 7개씩 가지고 있다. 몸통에 비해 목이 짧은 코끼리, 목이 긴 기린, 해양 동물인 고래도 모두 목뼈는 7개다. 목뼈에 갈비뼈가 바로 붙어 있는 도마뱀 같은 동물도 있지만, 사람의 갈비뼈는 흉추에 붙어 있다.

목뼈는 전반적으로 등뼈에 비해 몸통이 작다. 가시돌기가 뾰족하지 않고 둘로 갈라져 있는 것이 특징이다. 흉추는 구멍이 원형에 가까운 데 반해 경추는 구멍이 삼각형 모양이다. 가로돌기가 작다. 가로돌기에 구멍이 있다. 이것을 가로구멍이라고 한다. 이 구멍으로 척추동맥이라는 혈관이 지나서 뇌로 들어간다.

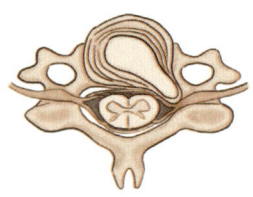
(그림) 경추

제1목뼈(환추, C1)는 가장 꼭대기에 위치한 척추뼈로서 환추, 고리뼈라고도 부른다. 제2목뼈와 함께 관절을 형성하여 머리뼈와 척주를 연결하는데, 척추뼈 몸통이 없어서 제2목뼈에 융합되어 있다. 이 뼈는 척추의 다른 뼈들과 달리 전체적으로 반지 모양의 원형이다. 그러므로 몸통과 가시돌기가 없으면서 뒤통수뼈와 경추를 연결하는 역할을 한다. 사람이 머리를 끄덕이면서 인사를 하거나 다른 사람 의견에 동의한다는 의사표시를 할 수 있는

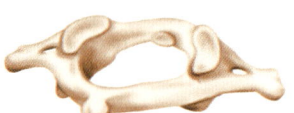
(그림) 경추 1번

것은 이 뼈가 있기 때문이다. 특히 뼈 구멍이 다른 경추에 비해 대단히 넓은데, 그 이유는 뒤통수뼈의 두개강(頭盖腔) 속으로 들어가기 때문이다. 그래서 제1 경추는 머리를 떠받치는 역할이라서 지구를 떠받치는 '아틀라스'라고도 한다.

제2목뼈(C2)는 앞으로 튀어나온 뼈로 이빨같이 생긴 치아돌기가 있는데, 이것은 제1 경추의 상부 고리 부분에 끼워져서 좌우로 목을 돌릴 수 있는 역할을 한다. 목 회전의 중심축이 되는 것으로 '중쇠뼈'라고 한다. 제2목뼈의 치아돌기는 원래 제1목뼈의 몸통이다. 우리가 남의 의견을 듣고 반대한다는 의사표시를 할 수 있는 것은 이 뼈가 있기 때문이다. 목뼈의 손상은 제2목뼈에서 가장 흔한데, 만약 이 부분에서 신경이 손상되면 수족 마비가 일어나거나 호흡부전으로 인해 사망에 이를 수 있다.

제1 경추와 제2 경추에 비해 제3 경추부터 제6 경추까지는 특별한 차이가 없이 비슷한 모양이다. 물론 기능적인 측면에서 보자면, 제5 경추의 역할을 결코 소홀히 다룰 수 없다. 목디스크가 자주 생기는 부위이기도 하고, 어깨와 가슴, 갈비뼈를 비롯해 오장육부에 미치는 영향이 대단히 강력하기 때문이다. 제7 경추는 가시돌기의 길이가 길고 끝이 갈라져 있지 않아서 '솟을뼈'(대추혈)라고도 한다. 여러분이 스스로 그 뼈를 찾고 싶다면, 자신의 목덜미에서 가장 밖으로 많이 튀어나온 부분을 만져보면 된다.

### 2) 등뼈

등뼈는 우리 몸의 기둥과 같아서 머리나 몸통·가슴을 버텨주고 균형을 잡아주는 역할을 한다. 앞이나 뒤에서 봤을 때는 일자 형태지만 옆에서 보면 만곡을 이루어 S자 형태를 띠게 된다. 보행하는 동물은 척주 만곡을 통해 척수와 척수신경 뿌리를 보호하고 내장을 보호하는 역할을 한다.

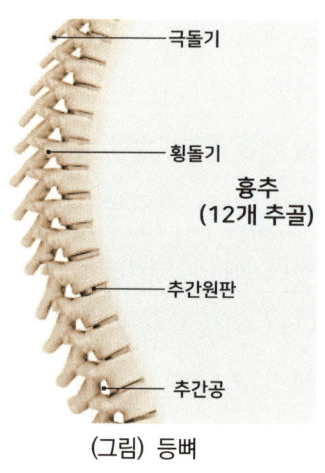

(그림) 등뼈

등뼈는 흉추라고도 하는데, 목뼈보다는 크고 허리뼈보다는 작다. 가로돌기, 가시돌기, 척추 구멍이 있는 것을 쉽게 알 수 있다. 척추뼈끼리 만날 때 척주뼈 패임 사이에 구멍이 있어서 그곳으로 척수신경이 빠져나온다. 몸통 사이에는 빈 틈이 생기는데, 그 사이에 추간판이 끼어 있다.

등뼈 척추체 옆에는 갈비뼈오목이라는 패인 자리 두 개가 있는데, 위뼈와 아래뼈가 연결되면 이 패인 자리의 위아래에 갈비뼈머리가 붙어서 등뼈 12개와 갈비뼈 12개가 완벽하게 몸통을 보호하게 된다. 게다가 가로돌기의 가장자리 패임에도 갈비뼈가 붙어서 견고함을 더한다. 갈비뼈가 등뼈의 두 군데에 붙으니 완벽하게 안정된 형태가 된다. 이처럼 목뼈나 허리뼈와 달리 등뼈에는 갈비뼈가 붙기 때문에 독특한 구조로 되어 있으며 인체의 오장육부를 보호하는 기능을 한다.

각각의 척추는 척추 몸체인 척추체(또는 추체)와 척추뼈의 목에 해당하는 척추경, 그리고 돌기로 구성되어 있다. 척추체는 추간원판과 인대로 연결되어 있다. 척추체와 돌기를 연결하는 척추뼈고리는 추궁이라 한다. 돌기의 중간은 구멍이 있는데, 이를 추공이라고 하여 척수신경이 이 구멍을 통해 연결된다. 위아래의 추공이 연결되어 구멍으로 된 통로를 이루는데, 이를 척추관이라고 부른다. 척추뼈구멍은 제1목뼈에서 시작하여 제5허리뼈까지 연결된다.

돌기와 갈비뼈가 만나는 지점에도 작은 구멍이 형성되는데, 이를 척추사이구멍이라고 부른다. 이 구멍과 척추뼈의 패인 부분 사이로 척수신경이 빠져나와서 각 오장육부로 연결되어 신호를 주고받는다.

척추뼈에 있는 돌기(Process)는 가시돌기(극돌기)와 가로돌기(횡돌기)로 이루어져 있다. 가시돌기는 위에 있는 척추뼈와 연결되는 돌기로서 각 뼈마다 1개씩 있다. 척주를 지탱하는 인대나 척주운동을 하는 근육이 많고 피부를 통해 만질 수 있다. 반면 가로돌기는 양옆으로 1개씩 있으므로 모두 2개이며, 각 돌기마다 인대가 있어서 척추를 제자리로 안정시키는 역할을 한다. 목뼈에서는 돌기가 짧고 그 끝이 두 가닥으로 나누어져 있으며, 등뼈의 돌기는 가늘고 긴 반면, 허리뼈의 돌기는 튼튼한 돌기가 거의 수평으로 후방에 돌출하는 특징이 있다.

이처럼 돌기들이 튀어나온 부분은 근육이나 인대가 붙기 위한 자리이며, 좌우 앞뒤로 운동이 가능한 것도 인대가 보호하고 있기 때문이다. 이렇게 척추뼈는 6개의 인대로 보호받고 있다. 즉, 인대는 부착기능, 보호 기능, 운동기능을 수행한다. 척추의 인대가 잘 발달한 사람은 척추 형태가 만곡을 이루는 반면, 변형된 경우에는 옆으로 휘어지거나 전후방으로 굴신을 하게 된다.

### 3) 허리뼈

허리뼈는 요추라고도 하는데, 굉장히 튼튼한 부위로 척추뼈의 기본적 모양을 갖추고 있다. 특징으로는 다른 곳에는 없는 꼭지돌기와 덧돌기가 있어서 근육이 많이 붙는다는 점이다. 큰 강낭콩 모양의 척추체를 가지고 있으며, 척추구멍(추공)은 삼각형이다. 짧고 뭉툭한 가시돌기와 가느다란 가로돌기로 이루어져 있다.

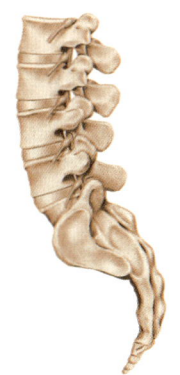

(그림) 요추

허리뼈는 다른 척추뼈에 비해 크기가 크고 척추뼈 몸통도 넓지만, 이것만으로는 상반신 전체를 지탱하기에 역부족이다. 갈비뼈처럼 하중을 지지하는 뼈가 없기 때문에 구조적으로 불안정하며, 역학적으로도 부담이 큰 부위다. 이러한 척추뼈의 구조적 문제로 인해 목디스크와 허리디스크가 빈번히 발생하는 것이다. 일례로 사람과 달리 일반 동물들은 척추 질환이 없다. 사람만 척추 질환 중에서 허리디스크로 인한 통증을 호소하며 생활하고 있다.

따라서 허리디스크가 발생하면 돌출된 디스크로 인해 주

변의 신경이 다양한 영향을 받으므로 평소 꾸준한 관리가 필요하다. 이때 꾸준한 관리란 디스크가 눌리지 않도록 척추뼈를 지탱해주는 인대와 근육의 힘을 키우는 것을 말한다. 이처럼 뼈와 관절의 구조를 알면, 내가 무엇을 해야 하고 어떻게 대처해야 하는지 큰 그림을 그릴 수 있다. 딱딱하고 어려운 해부학이라고 해서 건강과 직결되는 지식을 멀리하는 것은 바람직하지 않다. 늘 그렇듯, 아는 것이 곧 힘이기 때문이다.

**4) 엉치뼈와 꼬리뼈**

　엉치뼈(천골)와 꼬리뼈(미골)는 다른 뼈들과 달리 원래 나누어져 있던 뼈가 어른이 되면서 합쳐진 것이다. 원래 엉치뼈는 5개였고 꼬리뼈는 2~3개 떨어져 있다가 융합된 것이므로 그 하나하나를 찾아봐야 안다. 실제 가로돌기와 가시돌기가 있었는데 엉치뼈는 5개의 뼈가 융합되면서 돌기의 흔적만 남아 있다.

　엉치뼈의 좌우에는 귀 모양으로 생긴 편평한 면이 있는데, 이것을 귀모양면 또는 이상면이라고 부른다. 이 편평한 면은 엉치뼈 말고도 골반의 관골에도 있어서 귀모양면을 통해 서로 접합된다. 이렇게 접합되면 자연스럽게 골반강이라 불리는 골반의 큰 구멍이 생기게 된다.

　엉치뼈와 꼬리뼈의 중요한 기능은 상부에 있는 척추뼈인 목뼈, 등뼈, 허리뼈의 무게를 골반으로 전달하는 역할이다.

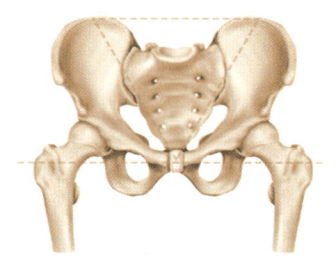

(그림) 골반

척추의 아랫부분인 엉치뼈에서 시작되는 척수신경은 총 열 개의 천골신경이 지나가는 곳이다. 이를 혈 자리로 표기하면 팔료혈(상료, 차료, 중료, 하료)에 해당한다. 그중 반은 천골의 왼쪽을 통과하고, 나머지 반은 천골의 오른쪽을 통과한다. 천골신경은 우리 몸의 다리 부분의 운동과 신경에 대한 인식을 담당하며, 골반강에 있는 장기들의 감각 정보를 중추신경계로 보내는 역할도 한다.

### 5) 골반·고관절뼈

　골반은 배 속의 내장·자궁·난소·방광 등 장부를 보호하고 고관절을 통해 상체의 무게를 다리와 발로 전달하는 역할을 한다. 몸통뼈와 하지뼈를 연결하는 다리이음뼈로서 양쪽 관골와 엉치뼈 그리고 꼬리뼈를 합쳐서 부르는 말이다. 관골는 3개의 뼈가 하나로 융합되어 있으며, 큰 구덩이가 세 개로 나누어져 있다.

골반의 양쪽에 2개의 관골와 함께 뒤쪽에는 엉치뼈라 불리는 천골, 그리고 꼬리뼈라고도 하는 미골로 이루어져 있다. 관골는 좌우 대칭이면서 궁둥뼈인 좌골과 엉덩뼈인 장골, 그리고 두덩뼈인 치골로 구성되어 있다. 장골은 장골능이라는 타원형의 뼈 능선을 경계로 능선 아래의 편평한 면, 즉 구모양면을 통해 엉치뼈와 접합되어 골반의 형태를 이룬다. 좌골은 앉았을 때 바닥에 닿는 부분이고, 치골은 남녀 성기가 붙는 자리라서 부끄러울 치(恥)를 써서 치골이라 한다.

관골에는 관골절구라고 부르는 움푹 깊게 팬 절구 모양의 공간이 있다. 하지의 대퇴골두가 이 구덩이 안에서 회전하면서 다리를 움직이게 되는 것이다. 좌골와 두덩뼈에는 두 개 구멍

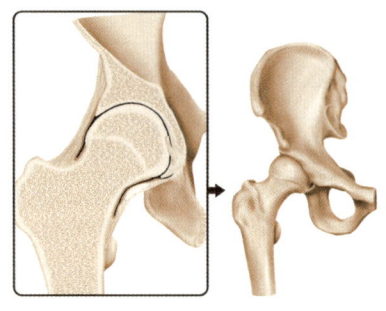

(그림) 고관절과 골두

이 완전히 막힌 형태로 폐쇄신경과 혈관들이 지나가는데, 이것을 폐쇄구멍이라 부른다.

고관절은 골반과 다리를 연결하는 관절로서 둥근 공 모양의 허벅지 뼈의 머리 부분과 소켓 모양의 골반뼈로 이루어진

안정적 구조로 체중을 지탱하는 관절이다. 고관절은 걸음걸이와 앉은 자세뿐만 아니라 서 있는 자세가 불안할 때 관절 질환이 많이 발생하는 부위이다.

## 몸통뼈

### 1) 다리뼈와 발뼈

　대부분의 동물은 다리를 이용하여 이동하거나 움직인다. 사람과 캥거루의 경우에는 앞다리가 도구를 이용한 작업에 적합하도록 '팔'이라는 신체 부위로 진화하여 두 다리로 서서 걷는 직립보행의 형태를 취하고 있다. 동물이라고 해서 모두 다리로 이동하는 것은 아니다. 뱀은 다리가 없어서 배로 움직이며, 박쥐는 다리가 퇴화하여 움직일 때는 앞다리가 변해서 만들어진 날개를 이용한다. 반면 지네처럼 많은 다리를 가지고 움직이는 동물도 있다.

　인체에서 '다리'라고 할 때는 대개 무릎을 중심으로 바로 위와 아래에 있는 부분만을 가리키며 '발'은 포함하지 않는다. 발과 다리를 합쳐서 부를 때는 자유다리뼈 또는 하지(下肢)라고 부른다. 하지는 기본적으로 대퇴골(大腿骨)와 슬개골(膝蓋骨), 경골(脛骨), 비골(腓骨), 발목뼈(足根骨), 발허리뼈

(中足骨), 발가락뼈(足趾骨)로 이루어져 있다.

대퇴골에는 대퇴골두가 공처럼 나와 있어서 이것이 관골의 관골절구에 들어가서 골반과 하지가 연결된다. 이것을 엉덩관절, 즉 고관절이라 부른다. 또 대퇴골두 아래에는 큰돌기라 부르는 대전자와 그 아래 작은돌기라 부르는 소전자가 있다. 바로 이 대전자와 소전자라는 돌기에 힘줄과 근육들이 붙게 된다.

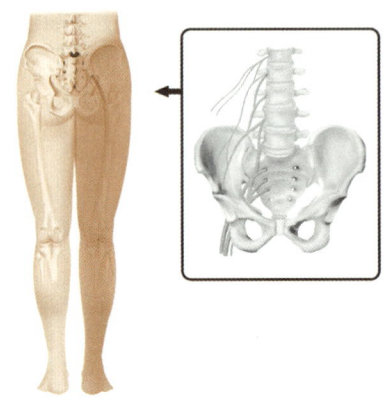
(그림) 대퇴골

대퇴골은 우리 몸에서 가장 큰 뼈이며, 뼈 안에는 골수가 들어있어 조혈장기(피를 만드는 장기)라고도 한다. 골수에는 지방이 있으므로 대퇴골 골절상을 입으면 지방이 혈관을 돌아다니다가 혈관을 막아버리는 '지방색전증'이라는 질환을 일으키기도 한다.

다리를 구성하는 근육은 12개 또는 23개로 나누어지며, 매우 크고 많다. 다리는 이처럼 다양한 근육들로 인해 다양한 움직임이 가능하므로 다리를 움직이는 축구나 육상, 무술, 무용 등이 발달한 것이다. 이 근육들은 보행 시에 수축과 팽창을 통해 정맥에 압력을 가하는데, 심장 펌프에 의존하지 않고도 혈액을 순환시킬 수 있는 것도 모두 다리 근육들이 있기 때문이다.

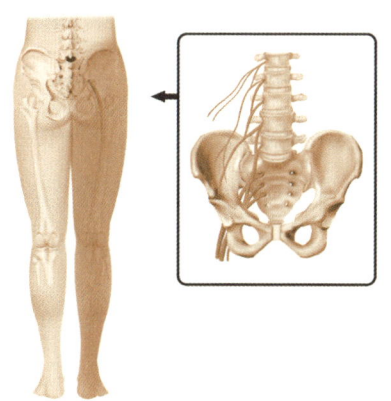

(그림) 다리뼈와 골반 및 요추

하지만 다리 근육을 오랫동안 쓰지 않으면 다리의 혈류가 느려져서 심장 부담이 증가한 결과 '심부정맥혈전증'이라는 치명적인 병에 걸릴 수도 있고, 하지정맥류가 생길 수도 있다. 따라서 다리 운동을 열심히 하면 상체의 심폐기능도 좋아진다. 그래서 다리를 제2의 심장이라고 부르는 것이다.

다리는 크게 세 개의 뼈로 이루어져 있는데, 대퇴골와 경골 그리고 비골이 그것이다. 대퇴골과 경골이 이어지는 부분에는 무릎관절을 보조하는 슬개골이 있다. 그리고 경골에 연결되는 비골도 있는데, 이 뼈는 대퇴골에는 연결되어 있지 않고 경골에 붙어 있어서 상체의 무게를 직접적으로 받지는 않는다. 대퇴골의 끝부분과 경골의 시작 부분에는 각기 융기가 나와 있고, 그 융기 사이로 연골이 있다. 연골 뒤로는 오금이 위치하는데, 그곳에 십자인대가 있어서 다리뼈의 부딪힘과 마모를 방지하고 있다.

비골은 경골에 붙어서 발목까지 내려온 다음 다시 경골과 닿는데, 발목에 있는 거골과 ㄷ자 형태로 만난다. 이때 옆으로 빠진 비골의 끝부분이 바깥 복사뼈가 되고 경골의 끝단이 안쪽 복사뼈가 된다. 그래서 간혹 실수로 발목을 삐끗해도 크게 다치지 않는 것이다. 대개 발목을 삐면 바깥쪽보다는 안쪽으로 접히는데, 그 이유는 바깥쪽에 강한 경골이 버티고 있기 때문이다.

발은 26개의 뼈와 33개의 관절, 그리고 100개가 넘는 인대가 뼈와 관절을 결합해주고 있다. 발가락에서 발뒤꿈치까지는 각각 지골(趾骨), 척골(蹠骨), 설상골(楔狀骨), 주상골(舟狀骨), 투자골(骰子骨), 종골(踵骨), 거골(距骨)이라 하여 발가락과 발바닥을 이루고 있다. 이 모든 발을 구성하는 7개의 뼈를 통틀어 족근골(足根骨)이라 한다.

### 2) 팔뼈과 손뼈

팔은 우리 몸의 어깨와 손목 사이에 위치하여 손의 움직임에 중요한 역할을 한다. 팔꿈치를 중심으로 위를 상완, 아래쪽을 전완이라고 한다. 뼈는 상완에 위치한 상완골과 전완에 위치한 요골·척골로 나눌 수 있다. 팔꿈치를 중심으로 나누기 때문에 팔꿈치관절을 주관절이라고도 부른다.

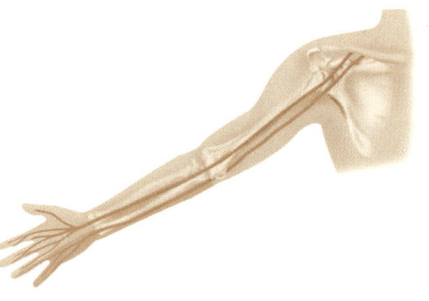
(그림) 팔뼈와 신경

팔꿈치에서 어깨관절까지를 상박, 팔꿈치에서 손목까지를 하박 또는 팔뚝이라고도 한다. 손도 팔의 일부지만, 대개 팔이라고 할 때는 어깨와 손목 사이를 지칭한다. 팔을 가진 동물은 사람 외에는 유인원과 캥거루뿐이다. 팔의 끝에는 손이 있으며 그 연결부위를 손목이라고 부른다.

어깨 탈구는 어깨관절에서 위팔뼈가 앞으로 혹은 아래로 빠지는 것으로 '어깨가 빠졌다.'고 부르는 현상이다. 어린아이들에게는 흔히 일어난다. 어깨가 빠지면 어깨의 윤곽이 바꿰고 어깨뼈 아래에 움푹 들어가는 곳이 만져진다. 관절오목이 위팔뼈와 닿아서 어깨를 형성하고, 반대쪽에서는 어깨를 지나 손으로 가다 보면 팔꿈치 관절에서 요골와 척골을 만난다. 이때 관절오목의 오목한 부분이 요골과 닿아서 팔을 아무리 펴려고 해도 팔꿈치오목으로 인해 더 뒤로 못 가게 막아준다.

우리가 평소 잘 알고 있는 테니스 엘보는 팔을 쓸 때마다 요골 위에 통증을 유발하는 증상이다. 완요골근통증이라고도 부른다. 가쪽 테니스 엘보는 상완골외측상과에서 시작하여 장요측수근신근, 단요측수근신근에 통증이 발생하는 현상이다. 안쪽 테니스 엘보는 상완골내측상과에서 시작하여 요측수근굴근에서 통증이 발생하는 현상이다. 반면 골프엘보는 척골 부분에서 척추수근굴근에 의해 통증을 유발하는 증상이다. 골프 엘보나 테니스 엘보는 대개 35~50세 정도에서 많이 나타나는데, 운동에 따른 요인도 있겠지만 노화가 시작되는 초기 현상으로 보는 것이 적합할 것으로 판단된다.

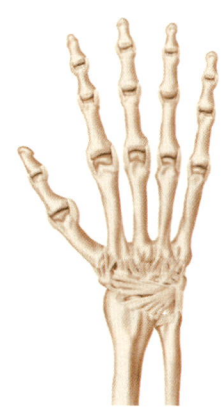

(그림) 손뼈와 질환

손에는 27개의 뼈가 있다. 손목뼈는 노뼈를 손허리뼈와 연결시키는 기능을 하며, 모두 8개의 짧은 관절로 연결되어 있다. 손허리뼈는 5개이며, 손바닥을 이루는 기다란 뼈를 말한다. 손허리뼈는 손가락뼈들로 이어지는데, 엄지손가락에는 첫마디뼈와 끝마디뼈라는 두 개의 뼈로 연결된다. 다만 나머지 4개의 손가락에는 각 3개씩의 뼈가 있어서 모두 14개의 뼈가 있다.

이 정도로 우리 몸의 뼈에 대한 기초적인 소개는 마무리하고자 한다. 이 책의 목적이 해부학적 지식을 전달하는 데 있는 것이 아니라 일반인들이 어떻게 하면 스스로 자신의 근골격계 통증이나 변형을 바로잡을 수 있는지에 대한 자가치유법을 소개하는 데 있기 때문이다.

앞서 설명한 바와 같이 학교에서 배우는 기초적인 생물학 지식만 있어도 인체구조에 대해 쉽게 알 수 있다. 하지만 인생을 오래 살아온 노인들마저도 근육과 골격이 어떻게 만들어지고 어떤 기능을 하는지에 대한 인식이 처참하리만큼 낮은 수준이다. 주식투자나 부동산 투자에 대해서는 모르는 사람이 드물고, 자동차나 정수기는 빼놓지 않고 주기적으로 점검한다. 하지만 자신의 몸에 대해서는 학교나 직장에서도 제대로 가르쳐 주지 않거니와 정부에서도 이에 대한 사회교육을 소홀히 하고 있다. 그로 인해 사회가 부담해야 하는 비용은 기하급수적으로 늘어나고 있다.

건강보험 심사평가원에서 2010년부터 2015년까지 조사한 바에 따르면, 척추 질환과 외상으로 인해 진료를 받은 환자가 2010년 1,400만 명에서 2015년 1,600만 명으로 증가했다고 한다. 5년 사이에 200만 명이 늘어난 것이다. 이를 백분율로 보면 약 14%에 해당한다. 100명의 국민 중에서 기존 환자는 그대로 있으면서 새로 14명이 5년 만에 외상이나 척추 질환으로 진료를 받았다는 뜻이다.

단순히 몸에 이상을 느껴서 병원에서 진료를 받은 사람도 있을 것이다. 그렇더라도 해마다 너무나 많은 이웃들이 근골격계에 이상을 느낀다는 것을 알 수 있다. 진료 환자만 늘어나는 것이 아니다. 근골격계 질환을 치료하기 위한 요양급여 청구액도 늘어나고 있다. 특히 병원비가 급증하는 대표적인 척추 질환으로 척추 전방 전위증, 추간판 탈출증, 척추관 협착증 등이 있다고 하니 신체 변형에 따른 질병이 대부분임을 쉽게 알 수 있다.

## Tip

**| 뼈는 길이와 넓이에 따라 다른 이름이 있다 |**

뼈에는 긴 뼈, 즉 장골이 있다. 손가락 마디뼈도 긴 뼈다. 그러나 손목뼈는 짧은 뼈다. 발목뼈나 손목뼈는 짧은 뼈에 들어간다. 짧은 뼈는 대체로 정육면체처럼 생겨서 관절을 유연하게 만들어주는 역할을 하는데, 손목과 발목에 주로 있다. 긴 뼈는 다리와 팔의 근육 같은 튼튼한 근육이 붙는 기다란 뼈를 말한다. 팔에는 상완골이나 척골, 요골 등이 있고, 다리에는 대퇴골과 경골, 비골이 있다.

가로와 세로의 비율에 따라 길쭉한 모양이냐 아니면 짜리몽땅한 모양이냐에 따라 납작뼈라고 부르기도 한다. 납작뼈는 폭이 큰 납작한 뼈를 말하므로 견갑골이나 머리뼈가 이에 해당한다. 갈비뼈도 길기는 하지만 납작해서 납작뼈에 들어간다. 견갑골도 불규칙하게 생겼지만 납작뼈다.

뼈는 뼈인데 모양과 크기가 다양한 뼈는 불규칙뼈라고 부른다. 대표적인 불규칙뼈로는 척추뼈가 있고 아래턱뼈도 있다. 경추 1번의 뼈는 반지 모양으로 생긴 데 반해, 경추 2번은 왕관처럼 생겼고, 흉추는 전혀 다르게 생겼다. 같은 뼈인데도 이렇게 모양이 규칙적이지 않은 뼈를 불규칙뼈라고 부른다.

1st chapter **기초편**

# 4장
## 몸의 균형을 이루는 근육

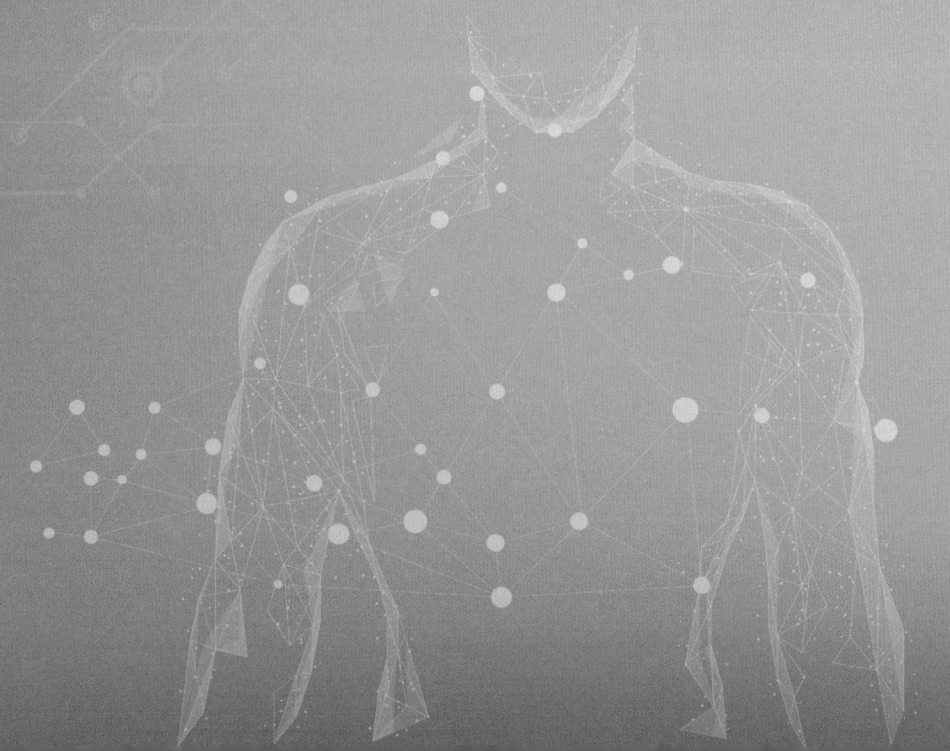

# 4장
## 몸의 균형을 이루는 근육

　근육은 근막으로 둘러싸인 단백질로 구성되어 있다. 근막은 치밀 섬유 결합조직으로 콜라겐 성분의 얇은 막이다. 근육 신경 및 혈관을 둘러싸서 보호하는 역할뿐만 아니라 온몸 구석구석으로 뻗어나가 내장기까지 둘러싸서 보호한다. 그 결과 근육은 근막으로 연결되어 상호 긴장과 이완을 하게 되는데, 이렇게 연결된 근막을 근막경선이라 부른다.

　근막경선은 마치 거미줄처럼 인체에 퍼져서 길고 짧은 것이 유기적인 움직임에 관여한다. 기분 나쁜 말을 자주 들어서 얼굴을 늘 찡그리고 사는 사람의 근육이 딱딱하게 굳는 것도 이런 근막경선의 긴장감이 전달되기 때문이다. 따라서 평소 생활 태도나 습관이 근육의 긴장과 이완에 영향을 미쳐 근골격계 변형을 일으킬 수 있으므로 늘 주의해야 한다.

근육은 중배엽의 줄기세포에서 발현되는 조직으로 수축 운동을 통해 운동성과 자세, 체액분비 등을 담당한다. 근육의 수축 운동은 근필라멘트로 구성되어 있기 때문에 가능한데, 근육이 오므라들면 뼈를 잡아당기고 근육이 늘어나면 뼈를 놓기 때문에 우리 몸이 움직일 수 있도록 해 준다.

사람이 자기 의지로 움직일 수 있는 근육을 수의근이라 하고 자기 의지와 상관없이 자율적으로 움직이는 근육을 불수의근이라 한다. 심장이 수축하여 혈액을 순환시키는 것과 위·장이 연동운동을 통해 음식물을 이동하는 것은 내장기에 있는 불수의근의 역할이다. 반면에 허벅지 근육을 수축하는 골격근육이나 안구를 움직이는 안면근육 등은 수의근의 역할이다.

근육은 우리 몸무게의 약 절반 정도를 이루고 있는데, 뼈에 붙어 있는 근육 외에도 몸속 내장 기관을 이루는 근육과 심장을 이루는 근육이 있다. 뼈에 붙어 있는 근육은 주로 가로무늬를 갖고 있어서 가로무늬근이라고도 부른다. 내장 기관을 이루는 근육과 심장을 이루는 근육은 뼈에 붙어 있는 근육으로서 주로 가로무늬가 없으므로 민무늬근이라 부른다. 민무늬근은 평활근이라고도 부른다. 다만 심장근육은 가로무늬근이면서 동시에 불수의근이라는 독특한 특징을 가지고 있어 따로 분류한다.

수의근에는 빠르게 수축하는 근섬유와 느리게 수축하는 근섬유가 있어서 지구력과 순발력에 영향을 끼친다. 먼 거리를 꾸준한 힘으로 이동하려면 지구력이 필요한데, 이런 경우에는 빨간색의 느린 근섬유가 발달한다. 반면 순발력에 사용되는 빠른 근섬유는 흰색을 띤다. 그래서 심해에서 장거리를 이동하는 참치는 빨간색이 많고, 근해에서 빠르게 이동하는 광어의 속살은 흰색이 많다.

빠르게 수축하는 근섬유는 위급한 상황에서 순발력 있게 대처하도록 도움을 주지만, 쉽게 피로해지는 단점이 있다. 그래서 지나치게 순발력에만 집중하는 운동은 만성질환을 유발할 위험이 크다. 느리게 수축하는 근섬유는 지구력이 좋아 오랫동안 수축을 유지할 수 있지만 큰 힘을 낼 수 없다는 단점이 있다. 따라서 두 가지 근섬유를 자신이 요구하는 건강상태에 적합하도록 균형 있게 발달시켜야 한다.

근육의 조직을 이루는 근섬유는 신경섬유로부터 전기 신호를 전달받아 수축 운동을 하므로 각각의 근육에 근섬유가 몇 개 정도 있느냐에 따라 나타내는 힘의 강도가 달라진다. 예를 들어, 혀나 안구에는 1개의 신경섬유가 10여 개 정도의 근섬유를 통제하므로 큰 힘을 내지 못하지만, 대퇴근이나 승모근 같은 경우에는 1개의 신경섬유가 100여 개의 근섬유를 통제하고 있어 강한 힘을 발휘할 수 있다. 반면, 신경섬유가 손상되면 근섬유를 통제하지 못해서 근섬유가 위축되는 현상이 일어나게 된다.

근육조직은 신체 내에서 움직임이 가능한 모든 부분에 위치한다. 하지만 근육이 위치한 부분을 안과 밖으로 나누어 천부근(淺部筋)과 심부근(深部筋)으로 구분하여 응용하는 것이 상례다. 천부근은 우리 몸의 피부 가까이에 있는 근육이며, 심부근은 뼈 가까이에 있는 근육이다.

천부근은 주로 순발력에 사용되는데, 여러 관절을 경유하여 붙어 있기 때문에 관절이 뒤틀리거나 휘어질 위험이 늘 있다. 흉쇄유돌근이나 승모근, 광배근, 복직근 등이 이에 해당하며, 주로 거북목이나 척추측만증 같은 증상으로 나타난다. 지구력이 약한 천부근을 너무 자주 쓰다 보면 근육에 피로와 스트레스가 누적되어 각종 염증을 유발하기도 한다. 천부근은 피부 가까이에 위치하므로 간단한 마사지나 움켜

잡아주는 것만으로도 쉽게 이완시킬 수 있다는 것이 장점이다.

천부근이 길게 분포되어 있는 데 반해, 심부의 짧은 심부근은 인체의 중심을 잡아주는 근육들로 피부 깊숙한 곳이나 뼈 사이에 있어 물리적 압박으로 이완시키기에는 어려움이 따른다. 주로 다열근, 횡복근, 회전근, 내복사근 등이 이에 해당하며, 요추, 추간판, 인대 등을 안정시키는 역할을 한다.

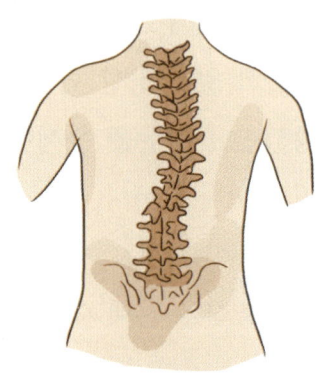

(그림) 척추측만증

심부근이 작동하지 않으면 추체의 불안정성이 야기되어 심부근 주변에 있는 크고 긴 근육들이 대신 그 역할을 하게 된다. 하지만 광배근이나 복직근과 같은 크고 긴 근육은 강력한 수축을 일으키므로 쉽게 피로해져서 요통이 더 심해진다.

### 인체 변형의 유형

　손가락을 구부렸을 때 손끝이 30도 굽혀진다고 해서 두 번째 마디까지 많이 꺾이는 것은 아니다. 비록 손끝이 30도 기울었다고 하더라도 그 원발 지점인 두 번째 손마디는 고작해야 0.1도 기운데 지나지 않는다. 이런 원리를 바탕으로 우리는 인체의 굴곡과 신전, 내전과 외전을 어떻게 다루어야 하는지를 명확하게 이해해야 한다.

### 1) 굴곡과 신전

　굴곡은 수축하여 굽히는 것이고, 신전은 팽창하여 펴는 것을 말한다. 예를 들어 허리가 아파서 온 사람에게 허리

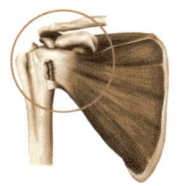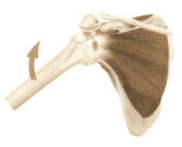

(그림) 회전근개

를 구부리라고 하면 못 구부려서 무릎을 구부리는 경우가 있는데, 이것이 굴곡이 안 되는 증상이다. 오십견 환자에게 팔을 들어 올리라고 하는데도 못 들어 올리는 것은 신전이 안 되는 것이다. O자 다리 환자에게 무릎을 구부리라고 하면 못 구부리는데 펴는 동작은 잘한다. 이것은 O자 다리가 있으면 굴곡은 어렵더라도 신전은 가능하다는 의미다.

## 2) 내전과 외전

회전에는 내전과 외전이 있다. 내전은 안으로 접는 것이고 외전은 밖으로 펴는 것이다. 테니스 엘보가 있는 환자에게 손을 돌려보라고 하면 안팎으로 모두 손을 돌리기 어려운데, 이것을 내외전이 어렵다고 한다. 오십견 환자에게 팔을 몸 앞쪽으로 돌리라고 하면 잘 돌리는데 뒤로는 돌리기 어려워하는데, 이를 내전은 가능한데 외전은 어렵다고 말한다.

### Tip

| 코도 연골이고 갈비뼈도 연골이다. |

뼈는 크게 경골(硬骨)과 연골(軟骨)로 구분할 수 있다. 경골은 보통 우리가 부르는 딱딱한 뼈를 말한다. 반면 연골은 연골관절과 윤활관절에 위치하여 움직임에 따라 다른 형태를 띤다. 예를 들어, 움직임이 비교적 적게 필요한 관절에는 연골관절의 형태로 존재하고, 움직임이 많은 관절에는 윤활액이 있는 윤활관절의 형태로 존재한다.

연골은 완충작용을 하는 것이 주된 역할인데, 인체에 가장 많이 존재하는 것이 갈비뼈와 코뼈 또 후두골 같은 관절연골이다. 이 외에도 귓바퀴나 귀의 유스타키오관 등에 존재하는 탄성 연골, 디스크나 두덩결합 등 인대와 힘줄이 부착되는 섬유연골도 있다.

대개 연골은 한번 닳으면 재생이 안 되므로 수술이나 시술을 통해 인공으로 뼈를 붙여야 한다는 주장들이 있다. 인공관절 수술이 대표적인데, 하지만 연골은 재생이 된다. 만약 연골이 재생되지 않는다면 우리는 누구나 20대 후반부터 걸어 다닐 수 없는 상태가 되었을 것이다. 생명은 재생이고 변화다. 이 사실을 모른다면 그는 의사가 아니라 의료 기술자에 지나지 않는다.

## 머리와 몸통

목은 어깨와 머리를 이어주며, 어깨는 목과 몸통을 이어주는 역할을 한다. 단순히 이어주기만 하는 것이 아니라 이음매 부분에서 앞으로 굽히거나 뒤로 젖히거나 좌우로 돌리는 기능도 해야 하므로 관절의 원활한 기능수행이 절대적으로 중요하다. 이렇게 각 우리 몸의 각 부위에서 일어나는 운동과 신경전달에는 부위별로 중요한 근육들이 관여하고 있으므로 통증이나 기능장애를 해소하기 위해서는 각 부위별 주요 근육에 대해 기본적인 내용을 알아 둘 필요가 있다.

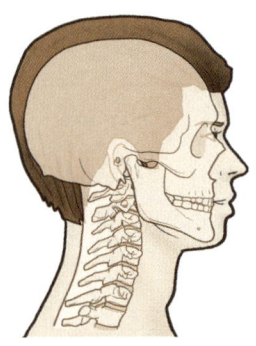

(그림) 경추와 안면부

머리에서는 목과 연결되는 후두골 부위와 어깨의 견갑골이 중요하다. 어깨를 똑바로 펴고 턱을 뒤로 당겨 머리의 무게중심을 잡은 다음 귀와 어깨의 중심선이 일치하게 하는 것이 목 마사지의 포인트라 할 수 있다. 특히 목과 어깨를 이어주는 승모근은 목의 유연성과 안정성에 큰 영향을 미치므로 평소 생활에서도 승모근을 강화하는 운동을 해 주는 것이 좋다.

어깨에는 어깨관절이 있어서 팔을 크게 돌릴 수 있도록 도와준다. 이렇게 가동성이 크면 안정성은 떨어지게 된다. 관절의 안정성이 떨어진다는 것은 부상의 위험도 커진다는 의미다. 따라서 어깨 부위의 인대와 근육을 잘 알아야 팔이 빠지는 것을 예방할 수 있고, 빠진 팔을 다시 끼워 넣을 수도 있다. 이번 장에서는 머리와 몸통을 연결하는 목과 어깨 근육에 대해 알아보기로 하자.

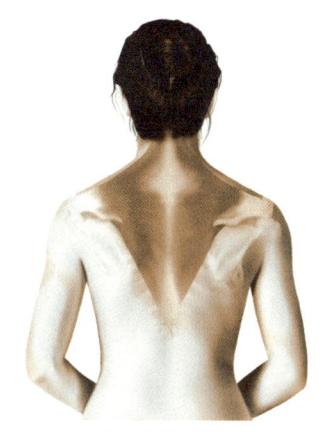

(그림) 승모근

### 1) 흉쇄유돌근(胸鎖乳突筋)

가슴 흉(胸) + 잠글 쇄(鎖) + 젖 유(乳) + 튀어나올 돌(突)이라는 한자로 이루어져 있는데, 이 글자는 좀 더 자세한 설명이 필요하다. 흉쇄(胸鎖)란 흉골(胸骨)과 쇄골(鎖骨)을 합친 말로, 가로로 목 아래 가

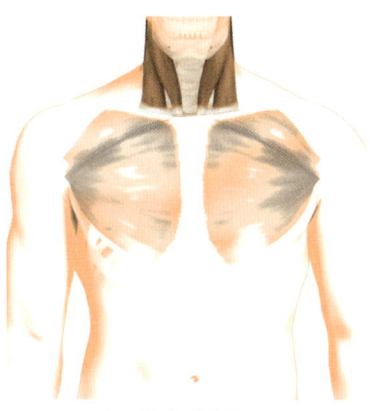

(그림) 흉쇄유돌근

슴 윗부분을 지탱하는 쇄골과 세로로 목과 가슴을 지탱하는 흉골을 뜻한다. 또 유돌(乳突)이란 유양돌기(乳樣突起)의 줄임말이다. 유양돌기는 사람의 측두골에 있는 뼈로 꼭지돌기라고도 하는데, 귀뒷바퀴 하단에 있다. 따라서 흉쇄유돌근은 쇄골에서 시작하여 귀 뒷바퀴 하단을 거쳐 후두골에 연결되는 근육이라는 사실을 쉽게 알 수 있다.

흉쇄유돌근은 머리의 위치를 잡아주는 기능을 하므로 이 근육이 수축하면 거북이나 일자목으로 변하는 경우가 많다. 이 근육이 단단해지는 것은 뇌로 가는 동맥이나 뇌에서 나오는 정맥의 흐름이 정체된다는 의미다. 목의 좌우 중에 어느 한쪽이 더 두꺼운 경우가 많다.

동맥경화, 치매, 뇌졸중, 중풍, 구안와사, 이명증 등에는 필수적으로 터치해야 하는 근육이다. 피시술자의 우측 흉쇄유돌근이 유난히 두꺼운 경우에는 우측에서 발생하는 후각, 시각, 청각, 턱관절이 좌측과 비교하면 현저한 기능 저하를 일으키고 있다. 우측 승모근도 단단해지고 전반적으로 몸의 오른쪽에 통증이나 움직임에 문제를 일으킨다.

피시술자의 우측 흉쇄유돌근이 유난히 두꺼운 경우에는 피시술자를 바로 눕힌 상태에서 시술자가 왼손으로 후두부를 받치고 오른손가락으로 어깨 방향에서 후두골 방향으로 우측 흉쇄유돌근을 잡아당기면서 5분 정도 문질러준다.

마사지가 끝나고 나면 목을 견인하여 신경 흐름을 원활하게 한다. 목을 견인하는 방법은 CST 방법도 있고 수건으로 감아서 당기는 방법도 있다. 그런 다음 후두골을 잡고 턱을 잡아서 후방 견인을 한다. 좌우 측두근도 견인을 해 주어야 한다.

**Tip**

| 목과 머리를 견인하는 방법 |

① CST 견인 : 경추의 마디 중에서 틀어진 부분에만 손가락을 대고 피시술자로 하여금 목과 어깨에 힘을 빼게 한 다음 머리를 돌려서 틀어진 뼈를 맞춰주는 방식이다. 4번 경추 좌측일 경우, 시술자의 안수도 부위(지골)를 4번 경추 좌측에 대고 우측 손은 피수술자의 턱을 잡는다. 그런 다음 목에 힘이 빠졌는지를 확인한 후에 팔꿈치로 우측 머리 전체를 감싼 다음 45도 각도로 순간적으로 우측으로 가볍게 밀어준다.

② 수건 견인 : 목 뒤에 수건을 건 후 귀 앞쪽으로 턱을 들어올려서 머리가 뒤로 처지게 한다. 이때 수건의 각도는 45도 상방으로 2분 정도 유지한다.

③ 측두근 견인 : 한쪽 손가락 중지를 풍지혈에 대고 다른 한쪽 손으로는 턱을 당기면서 풍지혈 부위의 후두근을 15도 정도 위로 향하도록 끌어당긴다.

## 2) 교근(咬筋)

교(咬)라는 한자는 물, 새소리, 난잡한 소리를 뜻하는 글자이므로 소리와 깊은 관련이 있을 것으로 생각된다. 광대뼈와 턱관절을 이어주는 근육으로 턱을 보조해서 당겨 올리

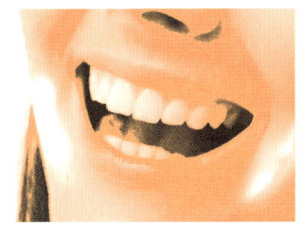

(그림) 입

는 역할을 주로 한다. 안면 비대칭이나 턱관절에서 소리 나는 증상 등에는 교근을 마사지하면 특효가 있다. 치통, 두통, 이명 등에 두루 영향을 미치는 중요한 근육이다. 특히 이 근육은 음식을 씹는 기능과 밀접한 관련이 있으므로 치아 관련 질환뿐 아니라 뇌졸중에도 큰 영향을 끼친다.

## 3) 후두근(後頭筋)

뒤 후(後) + 머리 두(頭)로 이루어져 뒤통수에 있는 근육이란 뜻이다. 후두근(後頭筋)은 후두골을 감싸고 있는 근육으로 후두골과 경추의 신경을 보호한다. 후두근의 기능에 문제가 생기면 어지럼증, 평

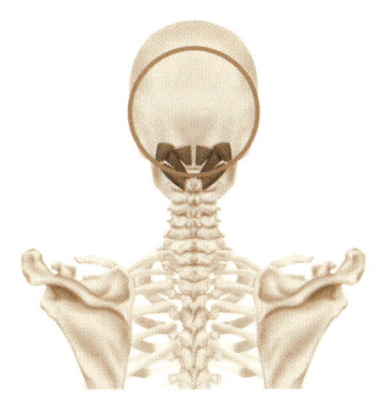

(그림) 후두근

형감각, 성대 긴장, 안면 마비 등을 일으킬 수 있다. 뒤통수에 있는 근육인데, 목 앞쪽에 있는 후두근(喉頭筋)과 헷갈리기 쉬우므로 유의해야 한다. 후두(喉頭)는 목 앞쪽에 위치하는 발성 기관이며, 음식을 먹을 때 음식이 기도로 들어가지 않도록 차단하는 역할도 한다. 즉, 말을 하는 것과 숨을 쉬는 것에 모든 관여한다. 후두근(喉頭筋)은 후두에 있는 9종류의 횡문근(橫紋筋)을 말한다.

### 4) 두판상근(頭板狀筋)

머리 두(頭) + 널빤지 판(板) + 모양 상(狀)으로 이루어져 머리에 있는 널빤지 모양의 근육이란 뜻이다. 우선 넓은 근육이라는 것을 쉽게 알 수 있는데, 목덜미를 움켜잡으면 바로 잡히는 부분에 위치하며 머

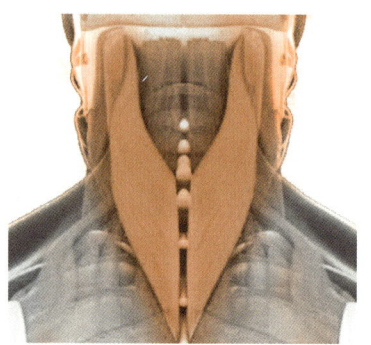

(그림) 두판상근

리와 어깨를 연결하는 역할을 한다. 주로 머리와 목을 펴고, 한쪽으로 돌리고 굽히는 역할을 한다. 우측 두판상근이 두꺼우면 경추를 우측으로 당기는 힘이 강해져서 신경을 누르고 경직되어 두통을 일으킨다. 특히 목을 뒤로 젖히기가 힘들어지며, 대체로 거북목에서 자주 나타나는 현상이다.

### 5) 승모근(僧帽筋)

스님 승(僧) + 모자 모(帽)로 이루어져 스님의 모자처럼 삼각형으로 된 근육이다. 승모근은 경추 1번부터 흉추 12번까지 연결된 근육으로 우리 몸에서 가장 긴 근육이다. 그래서 승모근은 크게 상부, 중부, 하부로 나눌 수 있다.

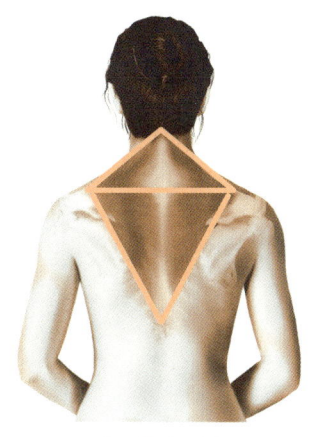

(그림) 승모근

머리와 어깨, 상체를 이어주면서 인체에서 가장 큰 힘을 사용할 수 있는 근육이다. 승모근의 상부는 머리부터 어깨까지 연결된 부위로서 머리와 목의 좌우 균형을 잡아주는 역할을 한다. 중부는 어깨부터 흉추 4번까지 어깨의 균형을 잡아주며, 하부는 흉추 5번부터 12번까지 갈비뼈를 지탱하고 몸통의 균형을 잡아준다. 상부 근육의 균형이 무너지면 목이 좌 또는 우로 돌리기 어렵고, 머리가 한쪽으로 기울어지기도 한다. 중부 근육의 균형이 무너지면 어깨의 좌우 높낮이가 달라지고 몸통과 팔에 전반적인 연쇄 반응을 일으키게 된다. 하부 근육의 균형이 무너지면 갈비뼈가 좌우 또는 후방으로 틀어지는 현상이 나타나고 척추가 측만 되기도 한다.

목디스크나 일자목, 거북목 등을 고칠 때는 반드시 풀어야 하는 근육이다. 특히 어깨가 앞으로 쏠리는 증상이나 목덜미가 불룩하게 튀어나온 경우에는 승모근을 풀기만 해도 큰 효과를 볼 수 있다.

상부의 어느 한 부분이 단단하다는 것은 그쪽의 신경 흐름과 혈액 흐름이 정체되어 있다는 의미다. 그런 경우에는 경추 1번 근육부터 어깨의 견정혈에 이르는 근육을 풀어주면 된다. 이때 흉쇄유돌근이나 후두근을 함께 풀어주면 더욱 효과적이다. 중부는 흉추를 기준으로 좌우에 붙은 척주기립근이 튀어나온 곳의 능형근을 풀기도 하고 견갑상근과 함께 풀어주면 더욱 좋다. 하부는 견갑하근과 함께 마사지하며 오십견을 해결하는 필수적인 근육이다.

이렇게 처음에는 근육의 긴장을 이완시키고 두 번째로는 극돌기를 체크하여 튀어나온 부분이 극돌기가 좌우 어느 방향으로 휘었는지 또 하강인지 상승인지를 파악해야 한다. 그런 다음 상부, 중부, 하부 마사지로 근육을 이완시키고 나면 수도로 튀어나온 부분을 밀어 넣는다. 그런 다음 장골과 어깨를 손바닥으로 누른 다음 이완시킨다.

### 몸통과 팔

몸통과 팔이 이어져 있지 않으면 팔은 내가 원하는 대로 움직여지지 못한다. 몸통과 팔을 잇는 근육은 주로 어깨에 분포되어 있지만, 어깨 근육만으로는 팔을 지지할 수 없으므로 등 근육이나 가슴근육까지 전방위적으로 팔과 연결되어 보호하고 있다. 팔 근육으로는 상완이두근과 상완삼두근이 있는데, 상완이두근은 팔을 굽히는 역할을 하는 반면 상완삼두근은 팔을 펴는 역할을 한다. 팔은 그 자체로도 가장 다양한 운동을 하지만, 전신이 다양하게 움직이려면 팔의 움직임이 중요하므로 꾸준한 운동을 통하여 근육과 인대를 발달시켜야 한다.

### 6) 삼각근(三角筋)

석 삼(三) + 뿔 각(角)으로 이루어져 세 개의 각으로 이루어진 근육이라는 뜻이다. 삼각근은 어깨에서 팔로 내려가는 시작점에 위치하여

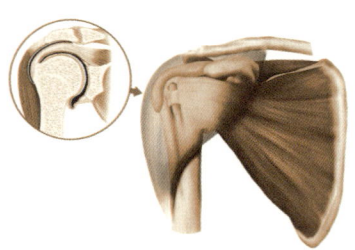

(그림) 삼각근

팔의 회전에 깊은 역할을 한다. 따라서 삼각근에 문제가 생기면 회전근개 전체에 부작용을 일으킨다. 삼각근 아래에는

상완골두가 자리 잡고 있어서 무거운 물건을 옮기더라도 탈구되지 않도록 잡아주는 역할을 한다. 삼각근의 앞쪽은 팔을 앞으로 내밀도록 하며, 중앙부는 팔을 수평으로 들 수 있도록 하고, 뒤쪽은 팔을 뒤로 젖히는 작용을 한다. 이처럼 삼각근은 견봉을 보호하면서 어깨관절이 팔과 손을 움직이는 데 중요한 기능을 하고 있다.

### 7) 대흉근(大胸筋)

큰 대(大) + 가슴 흉(胸)으로 이루어져 가슴에 있는 쇄골 아랫부분 전체를 감싸면서 동시에 팔에도 연결되어 몸통과 팔을 이어주는 역할도 한다. 즉, 상체의 운동에 관여하는 가슴에 있는 삼각형 근육

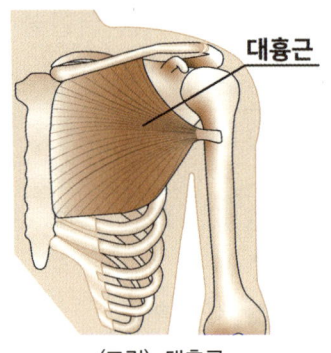

(그림) 대흉근

으로 상완골을 안쪽으로 돌려주는 역할을 한다. 또 갈비뼈를 보호하는 역할도 한다. 어깨가 앞으로 굽어진 상태가 장기간 지속되면 대흉근이 경직되고 그 결과 폐를 압박하여 가슴 통증을 유발할 수 있다. 특히 쇄골과 흉골, 갈비뼈를 잡고 있어서 가슴 압박의 중요한 원인이 된다. 현대 사회에서 PC나 스마트폰을 자주 접하여 상체가 앞으로 구부러지면 대흉근을

압박하는 경우가 많다. 그런 경우에는 목덜미가 두꺼워진다.

몸통의 등 근육은 무거운 물건을 들거나 당길 때 사용된다. 대부분의 사람들이 가슴근육이나 복근을 발달시키는데 신경을 많이 쓰지만, 실제로 어깨나 목의 통증, 요통 등을 예방하기 위해서는 등 근육이 더 중요하다.

### 8) 승모근(僧帽筋)

승모근은 앞에서 기술한 바와 같다. 다만 팔 동작에서도 승모근은 중요한 역할을 한다는 사실을 짚고 넘어가려고 한다. 팔을 내뻗는 동작에는 크게 하부 승모근과 상부 승모근, 전거근이라는 세 개의 근육이 관여하는데, 가장 큰 힘을 발휘하

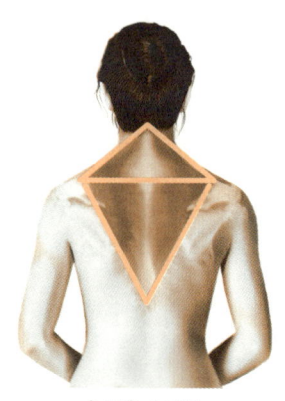

(그림) 승모근

는 근육은 하부 승모근이다. 하부 승모근이 힘의 크기를 결정한다면 전거근은 힘의 방향을 결정한다.

### 9) 광배근(光背筋)

빛, 세력 광(光) + 등 배(背)로 이루어져 등을 이루는 가장

강한 세력이라는 뜻이다. 등의 아랫부분에서 시작하여 위로 올라가면서 가늘어지다가 힘줄을 이루어 상완골에 부착하므로 몸통과 팔을 이어준다. 또 몸통과 허리를 연결하는 중요한 근육이다.

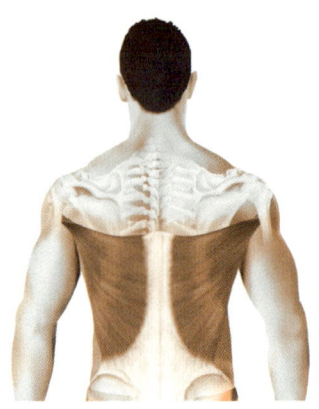

(그림) 광배근

## 10) 극하근(棘下筋)

가시 극(棘) + 아래 하(下)로 이루어져 가시의 아래에 있는 근육이란 뜻이다. 그렇다면 가시는 어디인가? 대개 견봉(肩峰)이라 부르는 곳으로 견갑골이 상완골과 만나는 지점이며 어깨의 마지막 가시부분이다. 가시의 윗부분 근육을 극상근이라 하는데, 어깨뼈의 가시 위 오목에 위치하여 팔을 벌리는 작용과 어깨관절을 안정시키는 역할을 한다. 극하근은 극상근과 달리 가시 아랫부분에 위치하여 어깨관절 연골을 강화시키고 팔을 뒤로 젖히는 역할을 한다.

## 11) 소원근(小円筋)

작을 소(小) + 둥글 원(円)으로 이루어져 작은 원 모양의 근육을 뜻한다. 소원근은 회전근개를 이루는 여러 개의 근육

중 하나로서 견갑골의 측면에 가늘고 길게 분포하여 상완골로 연결되어 팔을 돌리는 데 중요한 역할을 한다. 참고로, 회전근개란 어깨관절을 안정시키는데 작용하는 근육과 힘줄을 말한다. 회전근개를 이루는 근육으로는 소원근 외에 극상근, 극하근, 견갑하근이 있다. 소원근은 팔을 바깥으로 돌릴 때 상완골두가 미끄러지는 것을 막아 삼각근에 문제가 생기지 않도록 돕는다.

## 12) 대원근(大円筋)

큰 대(大) + 둥글 원(円)으로 이루어져 커다란 원 모양의 근육을 뜻한다. 두꺼우면서 평평한 모양인데, 어깨관절에 붙어 있지 않으므로 회전근개에 포함되지는 않는다. 팔을 안으로 돌릴 때 중요한 역할을 하며, 특히 광배근과 더불어 상완골을 등 뒤로 돌리는 작용에도 관여한다.

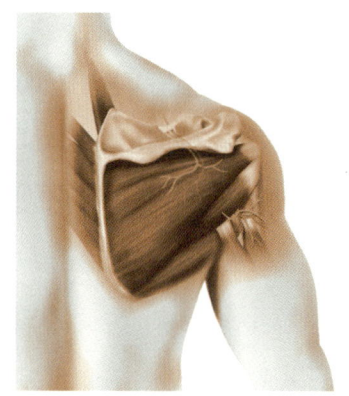
(그림) 대원근

## 13) 견갑근(肩甲筋)

어깨 견(肩) + 딱딱한 껍질 갑(甲)으로 이루어져 어깨를 감싸고 있는 딱딱한 등껍질의 근육이라는 뜻이다. 다시 말해 견갑골(어깨뼈) 전체를 감싸서 보호하는 역할을 한다. 견갑골에서 생겨 상완골에 붙는 근육으로서 견갑상근과 견갑하근을 두루 일컫는 말로 쓰인다. 보통 회전근개 파열이라고 하면 회전근개가 찢어진 것으로 오해하는데, 대부분의 경우는 견갑하근이 뭉쳐서 섬유화된 현상이다. 그만큼 견갑근은 어깨와 팔을 움직이는 데 중요한 역할을 한다.

### 14) 상완이두근(上腕二頭筋)

위 상(上) + 팔뚝 완(腕) + 두 이(二) + 머리 두(頭)로 이루어져 있다. 상완(上腕)은 팔뚝을 기준으로 어깨 쪽에 있는 윗팔뚝을 말한다. 이두(二頭)란 근두(筋頭)가 둘로 갈라

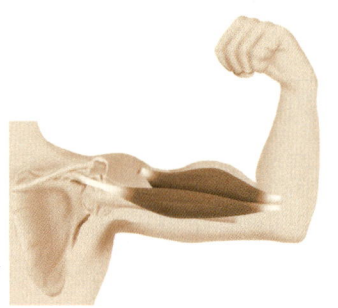

(그림) 상완이두근

진 근육이라는 뜻이다. 대체로 근육의 양 끝은 가늘게 되어 있는데, 이것을 근두(筋頭) 또는 근미(筋尾)라고 부른다. 근두(筋頭)와 근미(筋尾)는 힘줄이라고 부르는 건(腱)으로 이행된다. 힘줄은 골막에 붙는데, 때로는 골막을 뚫고 뼈에 부착되어 있는 경우도 있다. 다시 말해, 상완이두근이란 위팔에 있는 두 갈래의 근육으로 알통 자랑할 때 튀어나오는 근육이

며, 팔을 돌리거나 팔꿈치를 굽히는 역할을 한다. 반면 상완삼두근은 위팔의 뒤에 부착된 근육이다.

## 15) 전완근(前腕筋)

앞 전(前) + 팔뚝 완(腕)으로 이루어져 앞 팔뚝 근육을 말한다. 팔뚝을 기준으로 어깨 쪽은 상완근인데 반해, 팔목 쪽은 하완근이라 부르지 않고 전완근이라 한다. 전완근은 팔꿈치에서 팔목 사이에 있는 근육을 모두 일컫는데, 손을 펴고 쥐는 동작이나 손목을 돌리는 동작에 사용된다. 대개 근육질의 남성에게서 팔뚝이 굵어 보이는 것은 전완근이 발달했기 때문이다. 이렇게 전완근이 발달하면 손목 힘도 세지고 손목을 안팎으로 돌리는 기능도 좋아진다.

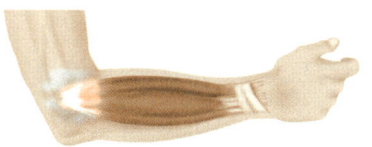

(그림) 전완근

## 16) 천지굴근(淺指屈筋)

얕을 천(淺) + 손가락 지(指) + 굽힐 굴(屈)로 이루어져 손가락을 굽히는데 작용하는 근육 중 얕은 층에 있는 근육을 말한다. 전완근에서 엄지를 제외한 네 손가락의 중간 마디뼈에 닿는다. 근육은 피부 바로 밑의 얕은 층에 있는 것과 그보다 더 깊이 들어가서 위치한 근육이 있다. 얕은 층에 있는 근육을 천부근이라 하고, 깊은 층에 있는 근육을 심부근이라 부른다. 예를 들어 어깨에 있는 근육 중에 승모근, 광배근, 삼각근, 대원근, 대흉근 등은 천부근이고, 극상근, 극하근, 견갑하근, 소원근 등은 심부근이다. 그래서 같은 위치에 있더라도 표피층인지 심부층인지에 따라 다르므로 근육의 깊이를 잘 알아야 마사지를 효과적으로 할 수 있다.

### 17) 심지굴근(深指屈筋)

깊을 심(深) + 손가락 지(指) + 굽힐 굴(屈)로 이루어져 손가락을 굽히는데 작용하는 근육 중 깊은 층에 있는 근육을 말한다. 대개 헤어디자이너들이나 옷 재단사 등 가위를 많이 쓰는 사람들에게서 심지굴근 긴장이 많이 나타난다.

## 몸통과 팔

허리에 있는 근육들은 척추를 보호하고, 척추에 전해지는 중력을 분산하여 몸을 가볍게 하는 역할을 한다. 그중에서 몸통과 골반을 이어주는 가장 긴 근육이 척주기립근이다. 척주기립근에 문제가 생기거나 약해지면 체중을 분산하는 힘이 약해져서 늘 몸이 무겁고 피로를 쉽게 느끼게 된다. 또 압력을 분산하지 못해서 특정 부위에 지속적인 피로가 누적되어 척추 통증을 유발하거나 디스크 탈출과 같은 현상을 일으키기도 한다. 이번 장에서는 몸통과 골반을 연결하는 허리 근육에 대해 간단하게 살펴보도록 하자.

### 18) 장요근(腸腰筋)

창자 장(腸) + 허리, 신장 요(腰)라는 글자로 이루어져 창자와 허리에 해당하는 복부에 있는 근육이라는 것을 알 수 있다. 다만 장요근은 장골근과 대요근(大腰筋)을 합쳐서 부르는 것이므로 각각의 기능을 아는 것이 중요하다. 허리통증에는 빼놓을 수 없는 근육이다. 대요근은 제12흉추와 요추의 추체나 늑골돌기에서 일어나서 대퇴의 전면으로 나온다. 대퇴에서 장골근과 대요근이 만나 공통의 힘줄을 만들어 대퇴골의 소전자에 닿아 있으므로 통상 합쳐서 장요근이라 부른다. 장요근은 요추의 횡돌기로 이어져 허리뼈에 영향을 주지만, 장골근은 엉덩이뼈로 이어져 소전자에서 끝나므로 허리통증에 직접적인 영향을 끼치지는 않는다. 장골근은 주로 산이나 계단을 오를 때 고관절을 굽히는 작용을 한다. 하지만 장골근이 뭉치거나 단축되면 대퇴골두의 변형을 유발하여 허리통증을 일으킬 수 있다.

## 19) 복직근(腹直筋)

　배 복(腹) + 곧을 직(直)이라는 글자로 이루어져 배 쪽에서 곧게 뻗은 근육이라는 뜻을 가진다. 따라서 이 근육의 위치는 사람의 복부에 있고, 복벽에 붙어서 좌우로 나란히 상하로 뻗어 있다. 인체의 등 뒤에서 척추를 따라 세로로 길게 뻗은 근육이 척주기립근이라면 앞 배를 따라 세로로 길게 뻗은 근육이 복직근이다. 복직근은 몸을 앞으로 구부릴 때 작용한다고 알려져 있으나, 임상적으로는 우리의 몸통이 앞으로 구부러지지 않도록 하는 역할을 한다. 복직근이 수축하면 허리뼈의 만곡이 펴지면서 일자 허리가 되고 이로 인해 아랫배가 튀어나오게 된다. 복부의 아름다움을 위해 너무 심하게 운동하다 보면 복직근이 지나치게 경직되거나 수축하여 일자 허리가 되는 경우가 많으므로 주의해야 할 근육이다.

## 20) 내복사근(內腹斜筋)

　안 내(內) + 배 복(腹) + 비스듬할 사(斜)로 이루어진 글자로 복부의 안쪽에 비스듬하게 뻗은 근육이라는 뜻이다. 따라서 외복사근(外腹斜筋)보다 더 아래쪽 깊이 자리 잡고 있으며, 내늑간근(內肋間筋)과 같은 방향으로 뻗어 있다. 내복사근(internal oblique)은 외복사근과 함께 작용하여 몸통의 정상적인 회전 능력을 만들어 내어서 허리통증을 완화시키고 운동능력을 높인다.

## 21) 외복사근(外腹斜筋)

바깥 외(外) + 배 복(腹) + 비스듬할 사(斜)로 이루어진 글자로 복부의 표피층에 비스듬하게 뻗은 근육이라는 뜻이다. 일반적으로 복근을 발달시킨다고 말할 때 복근이란 내장을 보호하고 허리를 강화시키는 근육을 말한다. 주로 복직근, 내복사근, 외복사근으로 나눌 수 있다. 복부 전면 옆구리 쪽에 있는 내복사근과 외복사근은 서로 길항 작용을 하면서 몸통이 좌우 어느 한쪽으로 틀어지지 않게 하는 역할을 한다.

## 22) 복횡근(腹橫筋)

배 복(腹) + 가로 횡(橫)으로 이루어진 글자로 복부를 횡으로 가로지르는 근육을 말한다. 복직근이 복부를 상하로 뻗어 있다면, 복횡근은 좌우로 뻗어 있는 넓은 근육이다. 복부 내부의 압력이 높아지면 복횡근의 작용으로 숨을 내쉬게 된다. 내복사근, 외복사근과 더불어 복부의 측면 근육을 담당하는데, 그중에서 가장 깊은 곳에 위치하는 심부근이다. 복근은 강인한 탄력성으로 복부를 지탱하고 있지만, 각각의 복근 사이는 완전 폐쇄가 아니라 일부 개방된 부분이 있어서 복압이 지나치게 높아지면 장(腸)이 개방된 지점에서 탈출하는 경우가 있다. 이것을 탈장(脫腸)이라고 부르는 것이다.

## 23) 전거근(前鋸筋)

　앞 전(前) + 톱 거(鋸)로 이루어진 글자로서 가슴 옆에 있는 톱날 모양의 넓은 근육을 말한다. 다시 말해, 전거근은 견갑골의 외전 시키는 기능과 갈비뼈 1~9번을 둘러싸고 있는 늑골에 부착된 근육으로 톱니 모양의 거근이다. 따라서 견갑골을 둘러싸고 있는 가슴 옆구리 근육이라고 보면 된다. 전거근은 몸통과 어깨, 팔의 움직임에 깊이 관여하고 있어서 집중적인 관리의 대상이 되기도 한다. 이 근육이 마비되면 같은 측의 팔을 수평 이상으로 들어 올릴 수 없다.

## 24) 요방형근(腰方形筋)

　허리, 신장 요(腰) + 방향 방(方) + 모양 형(形)으로 이루어진 글자로 요방형이란 사다리 모양을 뜻한다. 즉, 등 뒤의 흉추 12번 승모근이 끝나는 부위에서 시작하여 엉덩이 근육으로 연결되므로 허리 전체에 큰 영향을 주는 근육이다. 좌우 한 쌍으로 구성되어 마치 사다리 모양을 하고 있어서 붙여진 이름이다. 대개 삐딱한 자세로 서 있는 사람이나 좌식 생활이 습관처럼 되어있는 스님들에게서 자주 요방형근 긴장이 나타난다. 이런 경우에도 허리통증이 나타날 수 있다.

## 25) 능형근(菱形筋)

마름 능(菱) + 모양 형(形)으로 이루어진 글자로 마름모꼴로 생긴 근육이라는 뜻이다. 능형근은 견갑골과 흉추 사이에 마름모꼴 형태로 위치하고 있으며, 상하로 나뉘는데 위에 있는 근육을 소능형근이라 부른다. 흉추 1번부터 5번에서 시작하여 견갑골 아래로 비스듬히 군집을 이루기 때문에 좌우 중 하나만 보면 마치 마름모꼴로 생겼다. 능형근에 문제가 생기면 흉추가 튀어나오면서 후만을 만들게 된다. 흉추 후만은 능형근 마사지가 필수적이다.

## 26) 광배근(光背筋)

앞에서 이미 서술한 바와 같이 허리 아래에서부터 흉추 6번까지에 척추를 따라서 팔 쪽에 달라붙어 있으며, 허리에서부터 팔까지 등 전체를 덮고 있는 근육이다. 주로 뒤로 당기는 역할을 하므로 평소에는 어깨와 등 허리를 펴는 근육이다. 단순히 등과

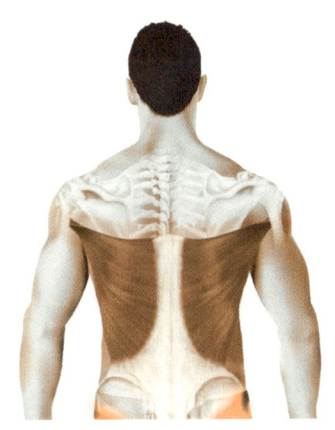

(그림) 광배근

허리만 펴는 것이 아니라 팔과 어깨도 당긴다. 그래서 무거

운 짐을 팔에 안고 당길 때 많이 사용한다. 교통사고로 인해 등과 허리가 아프다면 주로 광배근에 문제가 생긴 것이다.

## 27) 흉요근막(胸腰筋膜)

　가슴 흉(胸) + 허리, 신장 요(腰)라는 글자로 이루어진 근막(筋膜)이다. 근막(筋膜)은 피부와 근육 사이에 위치하며 온몸에 걸쳐 분포하는 얇은 막이지만, 부위에 따라 강도나 두께가 다르다. 근육은 근막의 아래쪽에 위치하는데, 특별히 흉요근막은 광배근을 이루는 시작점이 되는 경우도 있다. 반면 대퇴근막처럼 근육의 끝 지점이 되는 경우도 있다. 흉요근막은 팔과 다리를 움직이는 동안에 몸통 전체를 뒷받침해주는 역할을 한다. 만약 허리에 주름이 생겼다면 흉요근막이 단축된 것으로 판단해도 좋다. 이런 경우에는 몸의 전체 중심이 무너지게 된다.

## 28) 중둔근(中臀筋)

　가운데 중(中) + 볼기, 궁둥이 둔(臀)으로 이루어진 글자로 볼기근육 중에서 가운데에 있는 근육을 말한다. 볼기란 허벅지 위의 양쪽으로 살이 불룩한 부분을 말하고, 궁둥이는 볼기의 아랫부분을 말한다. 해부학적으로는 대둔근보다 깊은 곳에 있고, 장골(腸骨)의 뒤에서 시작되어 대퇴골에 있는 대전자의 바깥에 붙어 대퇴를 외전한다. 엉덩이는 대둔근, 중둔근, 소둔근의 세 가지 근육으로 구성되어 있다. 소둔근은 중둔근보다 안쪽에 있고 중둔근은 대둔근보다 안쪽에 있다. 그래서 실제 외부로 보이는 근육은 대둔근이다.

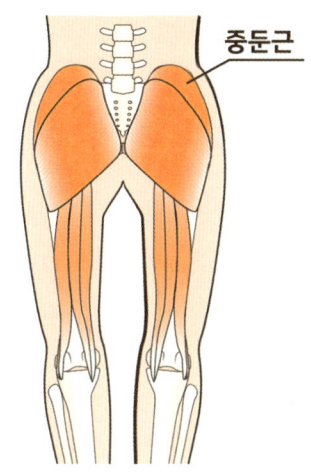

(그림) 중둔근

### 29) 대둔근(大臀筋)

큰 대(大) + 볼기, 궁둥이 둔(臀)으로 이루어진 글자로 볼기근육 중 가장 큰 근육을 말한다. 보통 볼기(hip)라고 하며 한자로는 둔부(臀部)라고 표현하는 그 부분이다. 대둔근은 엉덩이의 주류를 형성하는 근육으로서 세 근육 중 가장 강한 근육이며, 외향적인 아름다움을 위해서는 이 부위를 발달시키는 것이 중요하다. 둔부의 가장 표피층에 있어 엉덩이에 근육주사를 놓을 때 흔히 쓰이는 부위이다. 이 근육은 다리를 뒤쪽으로 당기는 작용을 하여 바로 서게 하므로 인간의 직립보행과 직접 관련이 있는 근육이다. 장요근(腸腰筋)의 대항근(對抗筋)으로서 장요근이 고관절을 굽히는 작용을 하는 데 반해 대둔근은 고관절을 펴는 기능을 한다.

## 골반과 다리

우리 몸에 분포된 근육의 종류는 대단히 다양하고 많지만, 약 70%의 근육은 등과 다리에 있다. 그만큼 힘을 분산하고 처리하는 기능이 등과 다리에 집중되어 있다는 뜻이다. 그중에서도 허벅지 앞쪽에 붙어 있는 대퇴사두근과 뒤쪽에 있는 햄스트링은 신체에서 가장 큰 근육에 속한다.

이 근육들은 골반을 굽히거나 무릎을 펴는 동작을 하는 데 있어서 아주 중요한 기능을 수행한다. 따라서 이 근육들이 노화 또는 어떤 이유로 감소하거나 위축되면 보행 장애로 이어지게 된다. 특히 발은 체중의 거의 대부분을 받치고 있으므로 인체의 중심을 바로잡고 안정감을 가지려면 이와 관련된 근육에 대해 기본적인 지식을 갖추어야 한다.

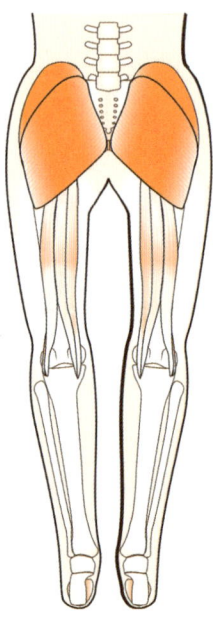
(그림) 엉덩근육

## 30) 대퇴근(大腿筋)

큰 대(大) + 넓적다리 퇴 (腿)로 이루어진 글자로 넓적다리의 큰 근육을 말한다. 대퇴근은 허벅지의 앞쪽에 위치하여 넓적다리를 펼 때 사용하는 대퇴신근(大腿伸筋)과 뒤쪽에 위치하여 굽힐 때 사용하는 대퇴굴근(大腿屈筋), 그리고 허벅지 안쪽에 있는

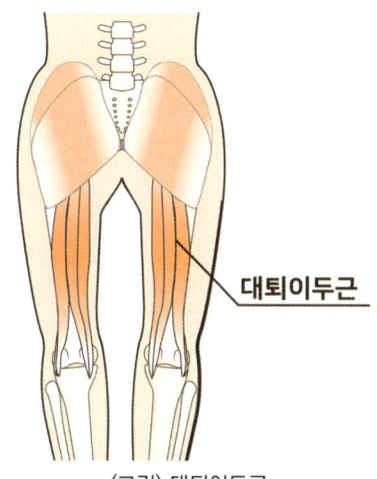

(그림) 대퇴이두근

대퇴내전근(大腿內轉筋)으로 이루어져 있다. 심근은 봉공근(縫工筋)과 대퇴사두근(大腿四頭筋)으로 이루어지며, 대퇴사두근은 다시 내측광근과 외측광근으로 구분된다. 굴근은 대퇴이두근(大腿二頭筋), 반건양근(半腱樣筋), 반막양근(半膜樣筋)으로 이루어진다. 임상에서 대퇴근은 다리의 변형에 직접적인 영향을 끼치므로 O자형 다리나 X자형 다리의 교정에 필수적인 근육이다.

## 31) 햄스트링

햄스트링은 운동선수들이 자주 부상을 입는 근육으로 앞서 얘기한 대퇴굴근에 해당한다. 허벅지 뒤쪽 부분의 근육과

힘줄을 모두 아우르는 이름이며, 주로 동작을 멈추거나 방향을 바꿔주는 역할을 한다. 시속 100km로 달리는 자동차가 갑자기 장애물을 만나 브레이크를 밟아야 한다면 자동차에 주는 부담이 엄청나게 심해진다. 마찬가지로 순간적으로 방향을 바꾸거나 힘이 들어가는 운동은 햄스트링을 많이 쓰게 되어 자주 기능장애를 겪게 된다. 대표적인 운동으로는 축구, 야구, 달리기가 있으며, 이런 운동을 직업으로 하는 선수들은 햄스트링 부상이 자주 생기며 기능장애로 고생하는 경우가 많다. 이것을 햄스트링 부상이라고 부른다. 햄스트링은 엉덩이와 무릎관절을 연결하는 반건양근, 반막양근, 대퇴이두근 등 3개의 근육과 힘줄로 이루어져 있다.

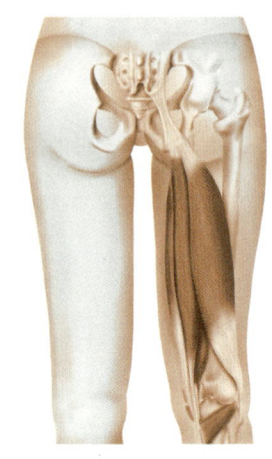
(그림) 햄스트링

## 32) 비복근(腓腹筋)

장딴지 비(腓) + 배, 가운데 복(腹)으로 이루어진 글자로 장딴지의 가운데를 이루고 있는 근육을 말한다. 대개 장딴지 근육이라 부르며, 종아리 뒤쪽에 두 갈래로 갈라져 내려오면서 발의 뒤꿈치까지 닿는다. 비복근은 경골신경에 의해 지배되며, 발뒤꿈치를 들거나 무릎을 굽히는 역할을 한다. 비복근은 걷기, 달리기, 뛰어오르기 등의 동작에 직접적으로 관여하며, 특히 단거리 달리기나 점프에서 중요한 역할을 한다.

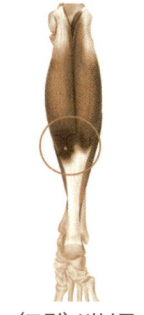

(그림) 비복근

### 33) 가자미근

비근(腓筋)은 장딴지 비(腓)라는 한 글자로 되어있으므로 장딴지 근육이라 부를 것 같지만, 실제로는 가자미근이라 부른다. 가자미근은 가자미 모양으로 생겨서 붙여진 이름인데, 비복근의 안쪽에 위치한다. 가자미근은 발뒤꿈치를 들어 올렸을 때 다리를 밀어주는 역할을 한다. 비복근, 아킬레스건과 함께 하

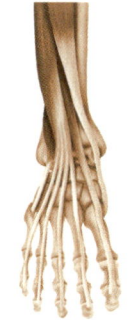

(그림) 가자미근

퇴삼두근이라고 한다. 가자미근이 경직되거나 수축하면 통증이 발뒤꿈치와 아킬레스건에 나타난다. 통증이 심하면 수면장애를 일으키기도 하고, 심해지면 비탈길을 올라가거나 계단을 오르내리기도 힘들다. 더 심해지면 아킬레스건이 파열되는 경우도 생긴다.

## 34) 아킬레스건

가자미근과 종골근의 힘줄이 모여 발뒤꿈치 위로 하나의 힘줄을 이루고 있는데, 이것을 아킬레스건이라고 부른다. 건(腱)이라는 한자는 우리말에서 힘줄을 뜻한다. 아킬레스건은 우리 몸에서 가장 크고 강력한 힘줄에 해당하는데, 길이가 약 15cm에 이른다고 한다. 아킬레스건은 걸을 때 몸을 앞으로 나가게 하고, 달리거나 뛰어오를 때 힘을 받쳐주는 역할을 하므로 축구선수들에게는 파열이 자주 발생하는 부위다.

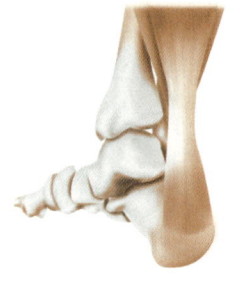

(그림) 아킬레스건

## 35) 족저근(足底筋)

발 족(足) + 밑 저(底)라는 한자로 이루어진 글자로 발바닥을 뜻한다. 족저근은 발등에 있는 족배근(足背筋)에 대응하는 근육으로 특히 근막에서 염증이 자주 생기는데, 이를 족저근막염이라 부른다. 족저근막은 콜라겐으로 이루어져 있다. 근막이 일반적으로 얇은 데 반해 족저근막

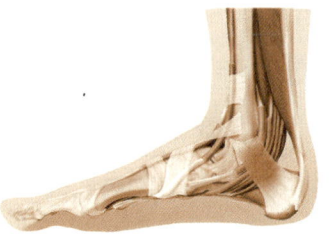

(그림) 족저근

은 강하고 질기기 때문에 힘줄이라고 하여 족저건막이라 부르는 사람도 있다. 족저근막은 발아래 아치를 지지하고 체중을 버티는 역할을 하는데, 약 100kg의 체중을 버텨낸다고 한다.

 이상에서 우리 몸의 부위별 통증에 직접적으로 관여하는 몇 개의 근육에 대해 간단하게 살펴보았다. 이 근육들을 소개한 이유는 마사지를 할 때 반드시 점검하고 풀어줘야 할 포인트이기 때문이다. 2017년 기준 건강보험심사평가원 통계 자료에 따르면 근막통과 신경통 등으로 대표되는 기타 연조직 장애로 진료를 받은 인원이 300만 명을 넘어섰다고 한다. 그중 50대가 21.2%로 가장 많았으며, 60대 17%, 40대 16.8%, 30대 12.7%였다고 하니 모든 연령층에서 쉼 없이 발생하는 것이 근막통과 신경통임을 알 수 있다.

 근막통은 근막통증증후군이라고도 말하는데, 근육을 둘러싸고 있는 얇고 투명한 막이 짧아지고 뭉쳐져서 생기는 통증이다. 신경통은 신경에 의해 근막이 지배하는 영역에 느끼는 통증을 말한다. 따라서 신경통도 근막통증의 하나라고 볼 수 있다. 근막통증증후군은 통증이 깊고, 쑤시는 듯하며, 타는 듯한 작열감이 특징이다.

신경통에는 원인을 알 수 없는 특발성과 다양한 원인의 속발성 신경통이 있다. 속발성 신경통은 주로 근육이나 인대, 또는 뼈의 주변에서 통증을 담당하는 신경이 눌려서 발생한다. 가끔 신경으로 가는 혈액이 제대로 공급되지 않아 통증이 생기는 경우도 있다. 신경통은 발생하는 부위에 따라 삼차신경통, 좌골신경통, 손목터널증후군, 늑간신경통 등으로 나눈다. 다시 말해, 인체의 어느 부위에 통증이 발생했느냐도 중요하지만, 그보다 더 먼저 살펴야 하는 것이 근막에 생긴 것인지 근육에 생긴 것인지 신경에 생긴 것인지를 구분하는 것이다. 그래야 마사지를 어느 깊이로 어느 부위에 할 것인지 결정할 수 있기 때문이다.

> **Tip**

## | 치밀뼈가 아무리 딱딱해도 그래도 세포다. |

우리 인체를 지탱하는 뼈는 단단해야 한다. 하지만 지나치게 단단하면 부러지기도 쉽다. 따라서 뼈는 각기 역할에 따라 단단함의 정도가 다르다. 이런 단단함을 결정하는 요소가 무기질과 콜라겐이다. 뼈를 구성하는 대표적인 무기질 성분이 인과 칼슘인데, 이들이 뼈를 단단하게 만드는 것이다.

뼈를 구성하는 유기질 성분으로는 콜라겐과 지질이 있다. 콜라겐은 뼈와 힘줄이 접합될 수 있도록 적당한 탄성을 주는 역할을 하는 반면, 지질은 단백질과 당으로 이루어져 뼈가 성장하고 재생되도록 돕는 역할을 한다. 뼈는 도자기, 즉 세라믹이 아니다. 뼛속에도 피가 지나가면서 영양을 공급해주므로 살아있는 생명체다. 이것이 중요하다.

뼈에 어떻게 혈관이 지나갈까? 뼈는 딱딱하니까 오장육부처럼 혈관이 마음대로 지나다니지는 못하지만 정해진 길은 있다. 왜냐하면, 뼈가 먼저 만들어지고 거기에 혈관이 들어선 것이 아니라 혈관이 먼저 만들어진 뒤에 거기에 뼈가 붙었기 때문이다.

뼈를 구성하는 세포가 몇 가지 있다. 골원성 세포는 세포분열을 통해 계속 뼈세포를 재생하는 역할을 한다. 조골세포나 골세포는 그런 역할을 하지 못하며, 파골세포는 수명이 다한 뼈세포를 분해하여 재활용하는 것이다.

골원성 세포가 성장하면 조골세포가 되어 뼈의 석회 형태를 이루므로 무기질 성분으로 이루어진다. 골세포는 유기질 성분으로 이루어져서 무기질의 농도를 결정하고 영양분을 공급받는 역할을 한다.

치밀뼈의 가로와 세로 사이에는 골수가 채워져 있다. 이곳에서 적혈구와 백혈구가 만들어진다. 우리는 누구나 모두 태어날 때는 골수의 색깔이 빨간색이라고 한다. 하지만 나이가 들면서 골수의 색깔도 노란색으로 바뀌면서 죽어가는 것이다.

# 2nd chapter
## 실전편

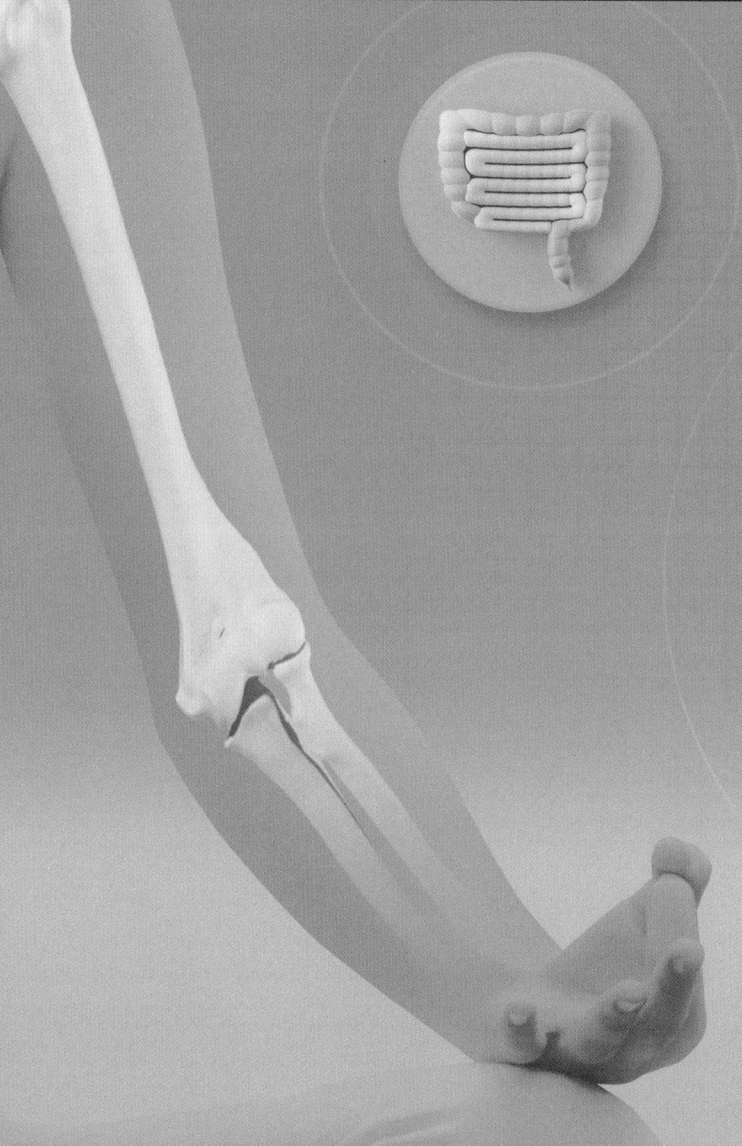

2nd chapter 실전편

# 5장

## 몸은 화분에서 자라는 나무와 같다

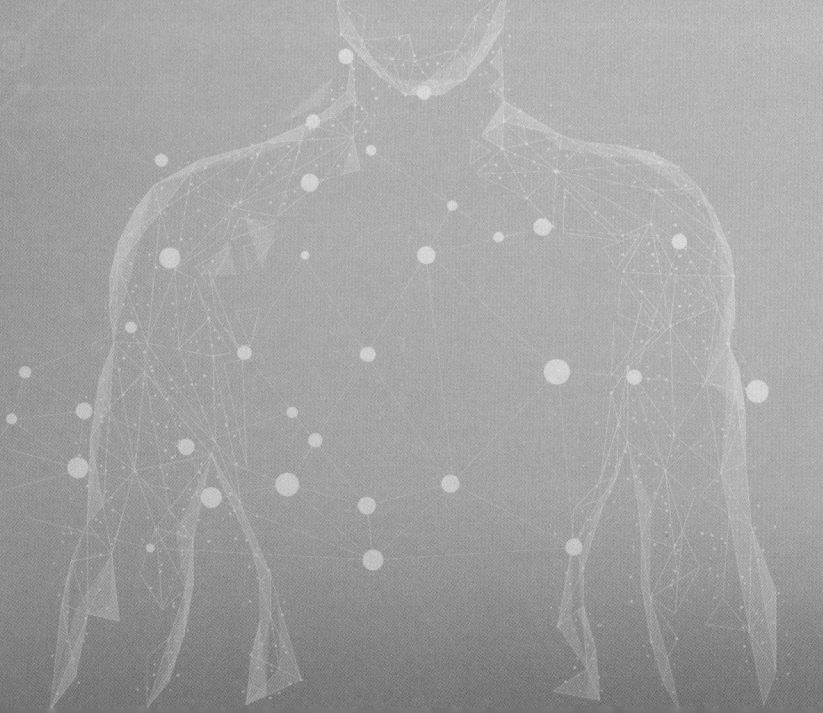

# 5장
## 몸은 화분에서 자라는 나무와 같다

지금까지 우리 몸이 만들어지는 과정, 그리고 각 장부와 근골격계가 어떻게 유기적으로 관계되어 있는지를 살펴보았다. 이러한 기초 지식을 바탕으로 실제 사람의 몸을 관찰하고 인체의 균형이 무너진 지점을 찾아내어 스스로 고치는 방법에 대해 다루어보고자 한다.

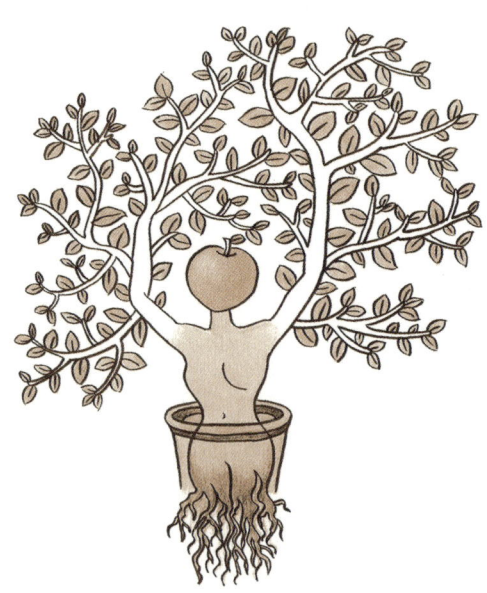

모든 학문은 체계적인 분류를 통해 이해와 공감의 폭을 넓힐 수 있다. 따라서 인체를 관찰하기 전에 먼저 사람의 몸을 어떻게 분류하여 볼 것인가를 정해야 한다. 분류는 대분류, 중분류, 소분류로 나뉘는데, 인체를 크게 구분하자면 몸통을 기준으로 하여 하지와 상지 그리고 머리로 나눌 수 있다. 즉, 인체는 크게 볼 때 머리, 몸통, 상지, 하지로 구분할 수 있다.

여기서 중요한 것은 대분류 기관들의 연결지점에서 균형이 무너지고 염증이 생긴다는 사실이다. 몸통은 골반을 통해 하지와 연결된다. 몸통과 골반의 연결지점인 요추, 골반 자체, 골반과 하지의 연결지점인 대퇴부 등에서 결림 증상이나 염증 증상이 자주 발현된다. 또 몸통과 상지를 연결하는 어깨에서도 자주 인체 불균형 현상이 나타나며, 몸통과 머리를 연결하는 목에서도 이런 현상이 자주 일어난다.

하지에서도 다리와 발을 연결하는 발목, 또 대퇴부와 종아리를 연결하는 무릎에서도 염증이 자주 발생한다. 상지에서는 팔과 손을 연결하는 손목, 또 상완과 전완을 연결하는 팔꿈치에서도 자주 발생한다. 목의 경우에도 목과 두개골을 연결하는 부분과 목과 어깨를 연결하는 부분에서도 자주 볼 수 있다.

이러한 현상을 통해 우리는 인체 불균형과 회복에 관한 중요한 하나의 단서를 찾을 수 있다. 먼저, 우리 몸에서 몸통은 나무의 큰 줄기에 해당한다. 큰 줄기가 솟아난 골반은 화분이 되고, 골반 아래로 연결된 하지는 뿌리가 된다. 하지 중에서 다리는 큰 뿌리고 발은 잔뿌리라 볼 수 있다.

마찬가지로 큰 줄기인 몸통에서 뻗어 나온 상지는 가지에 해당한다. 팔이 큰 가지라면 손은 잔가지라 할 수 있다. 즉, 식물의 광합성 작용과 같은 역할이 손에서도 일어나는 것이다.

지금까지 살펴본 사실을 바탕으로 필자는 종종 인체를 화분에서 자라는 나무에 비유하여 설명해 준다. 이런 비유법을 들으면 어려운 근골격계 구조와 기능을 아주 쉽게 이해할 수 있을 뿐만 아니라 오랫동안 잊지 않고 스스로 자기 자신을 관리할 수 있기 때문이다.

이를 좀 더 확장해서 살펴보자면, 몸통과 연결된 목은 꽃이고 머리는 열매라 할 수 있다. 그러니 가을날 열매를 익히는 데 식물의 모든 에너지가 소모되듯이 인간의 머리는 인체에서 가장 많은 에너지를 소모하는 기관이라 볼 수 있다. 실제 인간의 몸에서 가장 많은 산소를 소모하는 곳이 머리라고 알려져 있다.

## 발은 인체변형의 근본이자 결과

앞서 다리와 발은 나무의 큰 뿌리와 잔뿌리라고 비유했다. 나무의 생명을 결정하는 것은 뿌리다. 태백산에 가보면 4월에도 눈이 쌓인 상고대를 볼 수 있는데, 세찬 바람에도 우뚝 서 있는 천년 주목을 볼 수 있다. 줄기와 가지는 이미 앙상하게 썩은 듯한데 여전히 북풍한설에도 쓰러지지 않는다. 이것은 주목의 잔뿌리가 견고하게 기반을 잡고 있기 때문이다. 이처럼 우리 몸도 발이 건강하면 튼튼하게 뿌리내린 나무처럼 어떤 외풍에도 쉽게 흔들리지 않는다.

나무는 뿌리가 깊으면 세찬 바람에도 쉽게 흔들리지 않고 건강한 상태를 유지한다. 나무의 뿌리가 깊다는 것을 인체에 비유하자면, 발과 종아리로 흘러가는 순환기계가 제대로 작동하면서 적절하게 해독을 하고 있다는 뜻이다. 만약 사람의 발에 피가 원활하게 흐르지 않게 되면 종아리 부분의 정맥이 늘어나면서 지렁이 같은 모양으로 볼록하게 튀어나오게 된다. 이것을 하지정맥류라고 부르는데, 하지정맥류는 종아리의 정맥혈관이 판막의 기능 저하로 늘어난 상태다. 이렇게 정맥혈관이 피를 제대로 보내지 못하면 심장은 과도하게 박동을 올려야 하고 그 결과 심장근육에도 무리가 오게 된다.

한편, 우리가 평소 걷는 자세가 불안정하여 순환기계에 무리를 주는 경우도 있다. 일반적으로 구두나 운동화를 신고 다니는 사람들의 신발 밑창을 자세히 살펴보면, 신발 밑창의 새끼발가락 쪽이 엄지발가락 쪽보다 더 심하게 닳아 있는 것을 볼 수 있다.

이것은 평소 그 사람이 인체의 무게중심을 발의 바깥쪽에 두고 걷는다는 뜻이다. 그러다 보니 엄지발가락에 힘이 쏠리지 못하고 오히려 엄지발가락 옆에 튀어나온 무지 쪽으로 무게중심이 쏠리고 뼈가 튀어나오면서 억지로 균형을 맞추게 된다. 이것을 무지외반증이라 부른다.

무지외반증이 생기면 발등의 뼈에만 문제가 생기는 것이 아니라 관련된 골 조직 전체가 다 무너지면서 통증을 유발하는 시작점이 된다. 시간이 지나면서 무릎관절이 서서히 틀어져 O자 다리나 X자 다리가 된다. 하지만 무릎관절이 틀어지는 것에서 끝나는 것이 아니라 고관절 부위도 전후좌우로 틀

어지게 되면서
장골이나 몸통까
지 기울게 된다.
몸통이 기울면
등이 굽거나 목
이 굽는 형태로

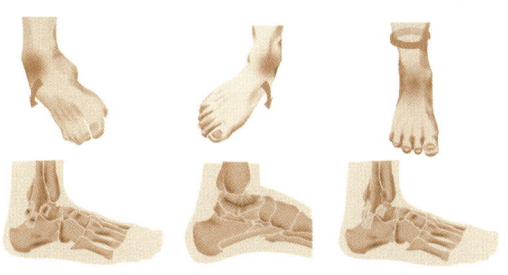

(그림) 발목뼈와 병증

바뀌게 된다. 이런 과정을 거치면서 거북목 현상도 일어나고 점차 손발이 저리거나 목이 아픈 증상도 나타나게 된다.

　이런 이유로 인해서 '모든 병이 발 때문에 생기는 것'이라고 주장하는 이들도 있다. 또 '발을 제2의 심장'이라고 부르는 이유도 순환기계 장애가 심장에서 가장 멀리 떨어진 곳에 있는 발에서 시작하기 때문이다. 내 경험상으로 보더라도 최소한 70% 이상의 통증이나 근골격계 변형은 발에서 나타난다.

　물론 골반이 원인이라는 사람도 있고, 어깨가 원인이라는 사람도 있다. 하지만 실제 임상에서 발을 바로잡지 않고서는 기껏 바로잡은 어깨나 골반이 다시 변형되는 현상을 자주 볼 수 있다. 그러니 발이 원인이고 최종적인 치료 포인트다.

우리나라의 가장 대표적인 스포츠 선수로 영국 프리미어 리그에서 월드클래스 선수로 뛰고 있는 손흥민 선수를 예로 들어보자. 손흥민 선수는 축구 선수이므로 발로써 먹고 사는 직업이다. 세계에서 가장 뛰어난 선수들로 구성된 프리미어리그 선수라면 누구나 축구의 기본기는 잘 되어있을 것이다. 그런데도 손흥민 선수의 골 결정력이 뛰어난 이유는 무엇일까?

같은 리그의 다른 선수들도 똑같은 방향으로 공을 차지만, 같은 방향이라 하더라도 각도에 따라서 골이 들어가기도 하고 안 들어가기도 한다. 이것은 개별 선수들이 평소 훈련을 통해 다듬어진 발의 감각기능이 서로 다르기 때문이다. 손흥민 선수는 세계 톱클래스 선수들보다 더 뛰어난 발의 감각을 길렀기 때문에 탁월한 골 결정력을 자랑하게 되는 것이다.

마라토너인 손기정이나 황영조 같은 선수들도 마찬가지다. 그런 사람들을 황금 다리라고 부르는데, 마라톤을 하는 사람들은 발을 딛는 데 따라서 가용하는 힘이 달라진다. 이것은 스케이팅 선수인 이상화 선수의 경우도 마찬가지다. 순간 속도를 올릴 때 아주 미세한 각도의 차이에 따라서 정확하게 남들을 앞지르기도 하고 뒤처지기도 한다.

이처럼 병이 들어와도 뿌리가 흔들리게 되면 병을 더 빨리 탄다. 반면 뿌리가 깊으면 병이 들어와도 병을 이겨내는 힘이 있어 쉽게 극복할 수 있다. 바위틈 사이에 자라는 소나무의 뿌리를 찾아서 가보면 어마어마하게 깊게 들어가 있는 것을 볼 수 있다. 그토록 위험한 바위틈에서도 그 소나무들이 수십 년 수백 년을 세판 바람과 찬 이슬에도 버티며 살아가는 힘은 뿌리가 깊고 튼튼하기 때문이다.

나무는 결국 좋은 열매를 맺고 씨를 널리 퍼뜨리는 생식의 목적을 다해야 한다. 나무가 좋은 열매를 맺으려면 줄기가 튼튼해야 한다. 줄기가 튼튼해서 물길을 정확히 보내줘야 가지로 영양이 잘 전달되어 에너지를 받아서 건강한 열매가 열리게 된다. 이처럼 나무의 줄기는 그 나무가 어떤 열매를 맺느냐 또는 건강한 열매를 맺느냐를 결정하는 중요한 역할을 한다.

허리가 아파서 병원을 갔더니 의사가 디스크 탈출이라고 하거나 척추 측만증이라고 말하면서 수술을 권하는 경우를 자주 보게 된다. 이런 현상은 나무의 줄기가 기울어져 자라는 경우와 같다. 야생동물의 경우 네 다리로 걷다 보니 인간에게 나타나는 이런 현상은 잘 나타나지 않는다. 오직 두 다리로 직립보행을 하는 영장류의 특징이다.

 직립보행을 하다 보면 앉는 자세, 서는 자세, 눕는 자세, 걷는 자세가 모두 다르다. 여러분이 스스로 자신의 현재 자세를 관찰해보면 쉽게 알 수 있다. 인간의 몸에는 각 부위마다 중간 관절이 있어서 하지에서 하중을 정확히 받쳐주는 동안에는 관절이 흐트러질 리가 없다.

 하지만 문명과 기계가 발달하면서 의자, 차량, 침대 같은 자세를 흐트러뜨리는 안락한 도구들이 보급되면서 인간의 몸이 서서히 틀어지기 시작했다. 이것은 뿌리가 약하다는 의미도 되지만, 한편으로는 줄기가 허약하여 뿌리에까지 영향을 미친 경우라 할 수 있다.

 집이 오래되어 수리해야 할 경우에는 기둥에 철골을 넣고 시멘트를 입히고 바르는 작업을 해야 한다. 하지만 기둥이 기울어져 있으면 아무리 해마다 수리를 하더라도 언젠가는 그 집이 무너지게 되어있다. 기둥이 똑바로 선 집과 같이 허리의 기반이 안정되어 똑바로 서 있는 사람은 비록 지금은 불편한 부분이 있더라도 결국 몸을 보수해가면서 평생 건강하게 살 수 있다.

척추를 줄기라고 한다면 오장육부는 잎과 같아서 척추를 자극하여 오장육부를 고칠 수 있다. 예를 들어 우리 몸의 중추신경에는 31쌍의 가지 신경 다발이 있다. 중추신경에서 빠져나간 가지 신경이 오장육부를 관장한다. 여러분이 자주 들었던 말 중에 흉추 3번은 폐 기능, 흉추 7번은 간 기능, 요추 3번과 4번은 신장 기능에 영향을 준다는 주장의 근거가 바로 가지신경이다. 따라서 가지 신경이 제대로 작동만 하면 해당 오장육부에는 병이 들지 않는다.

## 골반이 흔들리면 전신이 무너진다

몸통을 이루는 경추부터 요추까지를 나무의 줄기로 본다면, 골반은 화분으로 볼 수 있다. 베란다에 화분을 삐딱하게 놓았다고 해서 식물이 삐딱하게 자라지는 않는다. 화분의 자세가 어떠하든 식물은 직선으로 올라가면서 자라게 된다. 이때 화분이 잘못 놓인 것을 뒤늦게 알고 바로 세우면 식물은 어떤 모양이 될까? 오랜 시간이 지나면 다시 제자리를 찾겠지만, 지금 당장은 비스듬하게 자랄 것이다. 인체도 이와 같아서 앉거나 설 때의 중심을 잡아주는 골반이 뒤틀리면 몸통에 막대한 영향을 끼치게 된다.

다시 한번 정리하자. 우리 인체는 골반이라고 하는 화분에 다리와 발이라고 하는 뿌리가 있다. 다리는 큰 뿌리에 해당하고 발은 잔뿌리에 해당한다. 화분에서 큰 줄기가 올라오는데 이것이 척주다. 척주에는 척수신경이 있고 곁줄기에 해당하는 가지 신경이 오장육부와 교류하고 있다. 오장육부는 나무의 잎사귀와 같아서 광합성 작용과 영양흡수의 역할을 한다. 큰 줄기는 다시 가지를 뻗는데, 그 가지가 팔과 손이고 거기에서 꽃이 피고 열매가 맺는 것이 머리다. 따라서 화분이 잘못 놓여 있으면 뿌리도 갈피를 못 잡고 줄기도 엉뚱하게 자라는 원리가 인체에서도 똑같이 적용된다.

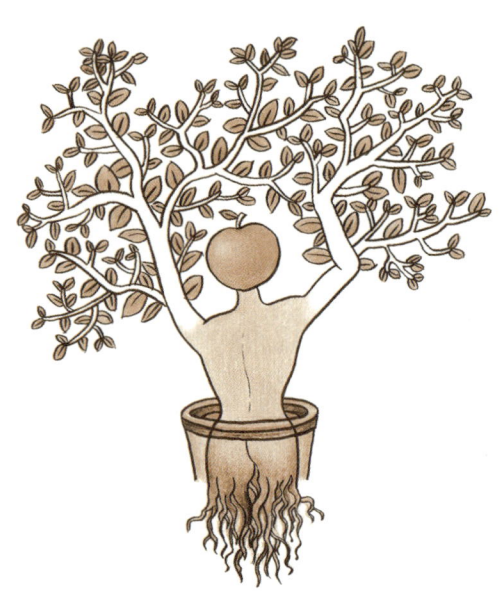

이제 비뚤어진 화분을 바로 놓게 되면 기울어져 있는 화초를 보게 된다. 원래부터 화초가 비뚤어져 자라는 것이 아님은 여러분도 모두 알고 있다. 간혹 햇빛을 보기 위해 동향을 따라 또는 서향을 따라 편중되게 자라는 경우는 있지만, 일부러 비스듬하게 자라지는 않는다. 다만 화분이 비스듬하게 놓여서 똑바로 자란 화초가 결과적으로 비스듬해진 것뿐이다. 골반이 기울어진 사람의 척추가 비스듬해지는 것이다.

그렇다면 척추만 비스듬해지는 걸까? 그렇지 않다. 몸통과 하지를 연결하는 골반의 기울기에 문제가 생기면 하지에도 직접적으로 영향을 미친다. 예를 들어, 발이 외전되어 있으면 골반의 기울기에 영향을 미치듯이 골반이 어느 한쪽으로 기울어지거나 틀어져 있으면 발의 형태에도 영향을 미친다.

팔을 편한 자세로 내려놓고 눕게 한 다음 발의 각도가 왼쪽이 외전되어 있으면 골반이 왼쪽으로 틀어져 있다는 것을 알 수 있다. 마찬가지로 골반이 왼쪽으로 틀어져 있다고 가정하면, 왼쪽 발이 외전되어 있다. 그러므로 골반을 기준으로 해서 하체를 보면 상체의 상태를 알 수도 있다. 예를 들어 왼쪽 골반이 내려간 사람은 왼쪽 어깨가 처져있고, 오른쪽 복부에 통증을 느낀다. 이것은 그 사람이 왼쪽으로 쓰러지는 것을 예방하기 위해 오른쪽 복부에 과도한 긴장을 하게 되어 왼쪽이 수축한 결과다.

그러므로 골반의 화분이 단순하게 줄기와 뿌리에만 영향을 미치는 것이 아니라 어깨를 비롯한 상지와 꽃에 해당하는 목에도 영향을 미치게 되는 것이다. 이런 원리를 치유에 적용할 경우에는 어떻게 해야 할까? 단순히 특정 부위의 변형만 보고 그것만 바로잡는다고 끝날 일이 아니다. 근골격계로 보면, 골반과 하지의 관계, 골반과 몸통의 관계, 몸통과 목 그리고 상지의 관계를 두루 살펴서 근본적인 원인을 찾아야 한다. 또한 가지 신경이 지배하는 오장육부의 기능도 근골격계에 깊은 영향을 미치므로 단순히 드러나는 것만으로 판단해서는 안 된다.

2nd chapter 실전편

# 6장

## 움직임의 반경이
## 몸의 균형을 결정한다

## 6장
## 움직임의 반경이 몸의 균형을 결정한다

우리 몸이 움직이려고 할 때 반응하는 동작 중의 하나가 전만이다. 물론 후만도 있다. 전만이란 앞쪽으로 볼록하게 굽은 척추의 형태를 말한다. 반대로 후만은 뒤쪽으로 굽은 척추의 배열 형태다. 전만과 관련된 중요한 병증으로는 척추전만증(lordosis)이라는 것이 있다.

척추전만증은 정상적으로 허리뼈가 앞쪽으로 굽은 정도보다 더 심하게 굽은 상태를 말한다. 대부분 척추전만증이라 하면 요추가 앞으로 굽은 경우지만, 드물게 등뼈가 전만인 경우도 있다.

중년 남성인 경우 복부비만이 심한 경우에 척추전만증이 생기기 쉽다. 특히 요추전만의 경우에는 가끔 복부팽만과 헷갈려서 오진하는 경우가 많다. 또 여성이 임신하여 복부의 하중이 커지는 경우에도 상체를 뒤로 젖히는 자세를 취함으로써 요추전만이 생기기도 한다. 이렇게 척추가 앞으로 굽게 되면 목을 회전하거나 허리를 움직이는 데 어려움을 겪게 된다.

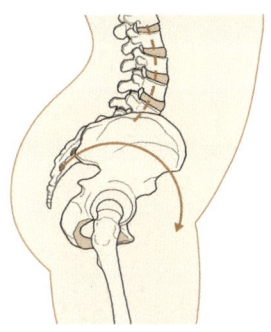
(그림) 요추전만

정상적인 척추는 S자 모양의 굴곡을 가지고 있다. 마치 용수철과 같은 이런 형태는 머리에서 가해지는 무게를 가벼운 힘으로 지탱할 수 있도록 도와준다. 그러나 척추가 뒤로 굽어져서 'ㅣ'자 형태를 띠게 되면 머리에서 가해지는 힘을 버텨내기 어렵게 된다.

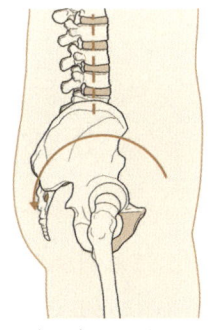
(그림) 일자허리

다시 설명하자면, 뒤통수는 볼록하고 목은 오목하고 등은 볼록하고 허리는 오목하고 엉덩이는 볼록하고 오금은 오목하고 종아리는 볼록하고 발목은 오목하면

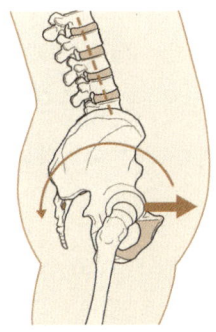
(그림) 스웨이백

서 발뒤꿈치는 볼록한 형태가 바로 S라인이다.

그런데 어떤 이유로 인해 목뼈부터 허리뼈까지가 일직선에 가까울 만큼 바로 펴지게 되면 용수철이 탄력을 잃는 것처럼 머리의 무게가 온전히 몸통에 압력을 가하는 것이다. 이런 사람은 평소 머리가 무겁다고 느끼며 늘 어깨가 아프고 두통에 시달린다. 좀 더 지나면 목을 돌리기 어렵고 점차 귀에서 소리가 들리기도 한다. 이런 상태를 척추 후만증이라고 부른다. 일자 허리나 일자목은 전형적인 척추후만증의 한 가지 사례라고 할 만하다.

특히 강직성척추염과 같이 척추의 인대가 어떤 이유로 인해 붙어버리게 되면 가지 신경의 기능에도 문제를 초래하면서 알 수 없는 증상에 시달리게 된다. 허리뼈에서 일어나는 통증은 자꾸만 몸을 앞으로 굽히게 만들고 뒤로는 물건을 들 수 있으나 앞쪽으로는 물건을 들지 못하도록 만든다. 즉, 움직임의 반경이 급격하게 줄어드는 것이다.

이처럼 사람이 자기 의지대로 상하·전후·좌우로 움직이지 못하는 것은 몸의 균형이 무너졌기 때문이다. 오르막을 오르지 못하는 증상이나 내리막길에 힘이 풀리는 증상도 모두 근육의 불균형에 의한 염증과 그로 인한 인체의 불균형에 그 원인이 있다. 이번 장에서는 움직임의 반경이 좁아지는 인체 불균형의 원인에 대해 알아보기로 하자.

## 움직임의 반경을 줄이는 뼈와 체액

우리나라에서 갱년기에 접어든 중년 여성이라면 누구나 걱정하는 것이 골다공증이다. 골다공증이란 뼈가 약해져 아주 작은 충격에도 부러지는 증상을 말한다. 일반적으로는 폐경 후에 급격한 여성호르몬, 즉 에스트로겐 감소로 인해 골 소실이 생겨 발생하는 것으로 알려져 있다. 하지만 좀 더 분명하게 말하자면, 뼈를 충분하게 채워야 할 칼슘 등 미네랄이 부족해서 일어나는 병증이다. 즉, 뼈가 부족한 것이 아니라 뼛속을 채우는 체액이 부족하여 뼈가 약해진 것이다.

많은 사람들이 나이가 들면 칼슘 제제를 복용하거나 칼슘이 많이 든 음식을 섭취함으로써 골다공증을 예방할 수 있다고 믿는다. 그래서 우유를 많이 마시거나 멸치를 많이 먹거나 때로는 시금치를 자주 먹는 분들도 있다. 그러나 해당 음식에 칼슘 성분이 많다고 해서 내가 그 성분을 다 받아들인다고 볼 수는 없다. 사실 골다공증의 원인은 칼슘을 적게 섭취해서가 아니라 섭취한 칼슘을 내 몸에 흡수하지 못해서 발생하는 것이다.

　아무리 칼슘 성분이 많은 음식을 먹더라도 결국 그 성분을 내 몸이 흡수하지 못하면 오히려 칼슘이 혈액 속을 떠다니다가 혈관을 막는 원인이 되기도 한다. 따라서 무작정 칼슘을 많이 복용하는 것이 능사는 아니다. 오히려 칼슘을 적에 섭취하더라도 섭취한 총량을 제대로 흡수하여 내 몸의 체액을 증가시키는 것이 골다공증 예방에 훨씬 효과적이다. 특히 동물성 칼슘은 분자구조가 고분자라서 아무리 먹어도 내 몸이 흡수할 수 있는 총량은 대단히 제한적이라는 사실을 알아야 한다.

　골다공증으로 대표되는 이러한 체내 진액의 부족은 우리가 몸을 움직일 때 상하·전후·좌우의 반경을 극도로 좁히는 역할을 한다. 뼈가 약한 사람이 큰 폭의 움직임을 가져간다는 것은 대단히 위험하기 때문이다. 자신도 이를 잘 알기 때문에 본능적으로 움직임의 반경을 좁히게 된다. 이러한 좁은 반경은 반대로 근골격계를 퇴화시켜 각종 염증을 일으키는 원인이 되기도 한다. 따라서 우리 몸의 움직임을 제한하는 중요한 요소가 체액의 부족이고, 체액의 부족이 뼈를 약하게 만들므로 뼈와 체액은 불가분의 관계에 있다.

많은 건강자료에서 골다공증 예방을 위해 권장하는 식품으로 저지방 우유나 요구르트를 1순위로 꼽는다. 또 생선이나 해조류, 콩이나 두부를 추천하기도 한다. 하지만 우유에 함유된 칼슘이 아무리 많더라도 인체가 소와는 다르다는 사실을 인식해야 한다. 그런 점에서 요구르트라고 해서 다르지 않다. 전반적으로 유제품을 주의해야 한다.

콩류는 성분만 분석해보면 분명 장점이 많은 음식이지만, 가공이나 날것에서는 오히려 독성을 주의해야 한다는 주장도 만만치 않으므로 좀 더 세심한 판단이 필요하다. 생선이나 멸치 등 동물성 칼슘도 사려 깊은 판단을 요구하는 식품이다.

## 움직임의 반경을 줄이는 근육과 인대

앞서 척추후만증을 설명하면서도 언급한 바 있지만, 정상적인 척추는 S라인을 가지고 있어서 상체의 하중을 골고루 분산하는 역할을 한다. 척추가 용수철 같은 역할을 한다는 것은 척추를 옆에서 봤을 때 그렇다는 말이다. 반면 척추를 앞이나 뒤에서 보면 똑바르게 일자형으로 생겼다.

이렇게 일자로 가지런히 배열되어 있어야 할 척추체가 좌우로 비스듬하게 휘어진 형태를 띠게 되면 척추측만증이라 부른다. 그중에서도 특발성 척추측만증은 전체 척추측만증에서 80~85%를 차지할 만큼 흔하다고 한다. 이 증상은 선천적인 원인도 아니고 신경병적 원인도 아니라서 도대체 원인을 알 수 없다고 해서 붙여진 이름이다.

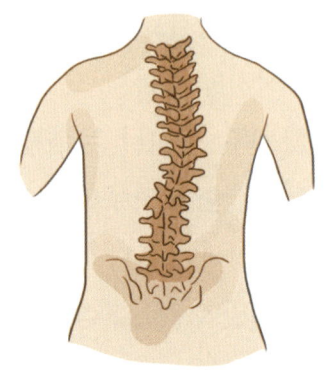

(그림) 척추측만증

예를 들어, 아무런 이유도 없이 등 한쪽이 툭 튀어나오거나 서 있을 때 자세가 똑바르지 못한 경우다. 이런 사람에게 벽에 기대어 서 있어 보라고 한 다음 자로 재어보면 양쪽 어깨의 높이가 서로 다른 경우를 볼 수 있다. 수기요법에서는 이런 경우 골반변형에서 그 원인을 찾는 경우가 대부분이다. 하지만 필자의 개인적인 임상에 따르면 주요 근육이나 인대에 문제가 발생하여 연쇄적으로 일으킨 사례가 많았다.

중둔근이나 광배근 또는 장요근 등에 수축이 일어나면 요추에 변형이 오고 이는 연쇄적으로 골반을 통해 대퇴근이나 내전근에 변형을 일으키면서 척추 전반에 걸쳐 한쪽으로 치우치는 현상을 일으키게 된다. 그 결과 다리의 길이가 서로 다르게 되거나 한쪽 어깨가 처지는 현상이 발생하는 것이다. 이런 현상이 장기간 서서히 진행한 결과, 엑스레이 촬영만으로도 척추가 심각하게 측만 현상을 드러내는 것이다.

따라서 움직임의 반경을 좁히는 중요한 원인으로는 근육과 인대 또는 힘줄의 수축 및 이완을 꼽을 수 있다. 힘줄로 인해 움직임의 반경이 좁아지는 대표적인 질환이 강직성 척추염이다. 이 증상은 힘줄이 뼈에 부착되는 부위에 염증이 생겨 그 부위에 심한 석회화가 진행되는 증상이다. 힘줄은 관절과 관절에 붙어 근육의 움직임을 자유롭게 해야 함에도 힘줄이 관절에 부착되면 근육의 움직임이 둔화되어 강직성 병증이 일어나게 되어 움직이기 어렵게 만든다.

2nd chapter **실전편**

# 7장

## 움직임의 반경을 확장하는 마사지법

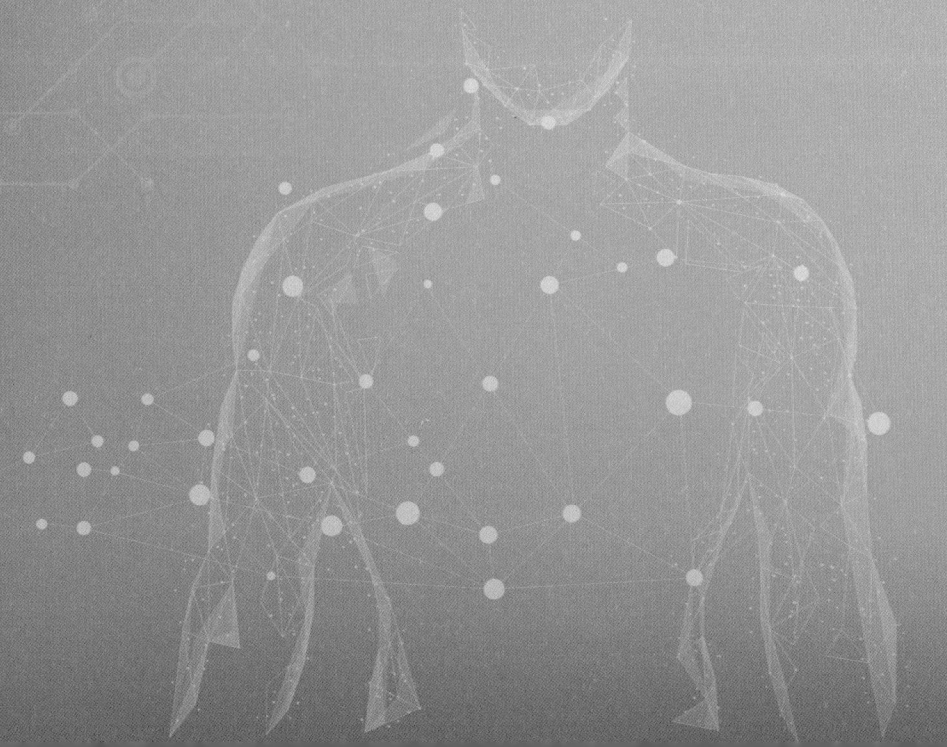

# 7장
## 움직임의 반경을 확장하는 마사지법

 앞서 살펴본 바와 같이 근육에는 늘 긴장과 이완이라는 두 가지 힘이 작용하고 있다. 근육이 너무 긴장되어서도 안 되지만 너무 이완되어 있기만 해서도 안 된다. 적절하게 긴장과 이완을 반복하면서 탄력을 유지하는 것이 근육에 흐르는 혈관의 수축과 이완을 촉진하여 혈액의 흐름을 원활하게 해주기 때문이다.

 하지만 대부분의 사람은 등이나 목 또는 어깨의 좌우 어느 쪽이 약간 기울어져 있다. 사람의 몸이 완벽하게 좌우 대칭인 경우는 없다. 조금씩은 부조화로 이루어진 인체야말로 가장 조화로운 인체라 할 수 있다. 다만 그 정도가 지나쳐서 병이 되고 통증을 일으키는 게 문제다. 이렇게 어느 한쪽이 과도하게 긴장되면 근육이 수축하고 그 결과 혈액이나 신경의 흐름을 막게 된다. 신경이 막히면 통증이 생기고 혈관이 막히면서 딱딱하게 굳어지는 현상이 일어난다.

필자가 오랜 기간 임상하고 가르치는 마사지법은 바로 이러한 현상을 풀어주고 나아가 그 근본 원인을 해소하는 데 목적이 있다. 당장 신경이 막혀서 아파 죽겠다면서 찾아온 사람에게 근본 원인을 찾을 때까지 참고 있으라고 할 수는 없는 노릇이다. 모든 병증은 먼저 급한 것을 처리하고 원인을 찾는 것은 천천히 하는 법이다. 즉, 응급이 우선이다.

예를 들어 앞 목을 흐르는 흉쇄유돌근을 만져서 좌우 어느 쪽 근육이 더 단단하거나 부어있는지를 체크하여 그 근육을 손가락으로 살살 문질러 주기만 해도 당장의 어깨통증이나 뒷골 땅기는 증상은 쉽게 완화된다. 그런 다음 흉쇄유돌근의 과도한 긴장이 왜 조성되었는지 삼각근이나 극상근·극하근 등 주변 근육을 분석하는 작업을 해나가는 것이 순리다.

흉쇄유돌근을 손가락으로 주무르는 것으로 일단 목을 흐르는 혈액의 순환을 순조롭게 풀어주고 막힌 신경을 뚫어줄 수 있다. 의료행위만 몸을 고치는 것이라고 알고 있는 사람들은 이런 단순한 작업으로 어떻게 병이 낫느냐고 반문할지 모른다. 하지만 인체는 여러분이 생각하는 것처럼 그렇게 고차원적인 방정식을 필요로 하지 않는다. 나는 신이 인간을 수학 방정식으로 만들었다는 얘기를 들어본 적이 없다. 사람을 고치는데 삼차 방정식 같은 것은 불필요하다.

경직된 상태에서 근육을 눌러보면 굉장히 딱딱하면서 조금만 눌러도 아프다고 난리를 치는데, 이것을 비유하자면 전나무와 같다. 전나무는 곧은 나무라서 똑바로 서 있으면 1 정도의 힘만으로도 나무 전체의 하중을 지탱하지만, 태풍으로 2도만 기울어져도 100의 힘으로 버티지 못하여 쓰러진다. 이것은 필자가 남덕유산을 오르는 길에 뿌리째 뽑혀 넘어진 전나무숲[1] 을 보며 확인한 사실이다.

마찬가지로 마사지를 통해 손끝으로 살짝 긴장된 근육을 튕기기만 해고 혈액순환이 원활해지면서 혈관이 깨끗해지고 신경도 전달이 부드러워진다. 혈액순환과 신경전달이 원활해지면 림프작용도 되살아나면서 면역체계도 다시 높아지게

---

1) 전나무는 뿌리가 약해서 물을 담아두지 못하고, 소나무는 뿌리가 튼튼해서 물을 가득 담아 두므로 소나무가 많은 산에는 가뭄과 홍수로 인한 피해가 적다. 이는 우리 몸의 하중을 받치는 다리와 발이 얼마나 소중한 것인지를 일깨우는 비유라 하겠다.

된다. 이렇게 우리 몸은 전신이 연동하여 움직이고 전신이 연동하여 막히게 된다.

## 마사지의 요령과 원칙

 필자가 진행하는 마사지는 기존에 보급되어 온 카이로프락틱이나 수기요법 또는 근막마사지법 등과 큰 차이는 없다. 다만 몇 가지 점에서 중요한 원칙을 갖고 임하므로 만약 마사지를 직업으로 하는 분들이라면 반드시 이 원칙을 지켜주길 바란다. 원칙을 임의로 바꾸거나 지키지 않으면 통증을 잡고 증상을 완화하는 데 큰 도움이 되지 않을뿐더러 자칫 잘못하면 부작용으로 고생할 수도 있기 때문이다.

 먼저 마사지의 제1 원칙은 근육의 시작점을 먼저 마사지한 다음 끝나는 지점을 마사지해야 한다는 것이다. 대체로 한 부위의 마사지 시간은 3분을 넘지 않도록 해야 하고, 환자가 아프다고 할 정도로 강하게 자극해서는 안 된다.

 예를 들어, 비복근(장판지 근육)을 마사지한다고 가정해보자. 비복근의 시작점이 아킬레스건이므로 거기서부터 풀어서 올라가야 한다. 풀기 전에 발목을 돌려봐서 발목의 가동범위를 확인하여 제대로 작동하는지를 점검한다. 아킬레스건을 풀고 나면 가자미근을 풀고 장딴지를 눌러봐서 통점을 확인한다. 무릎관절 뒤쪽 오금에서 끝나므로 거기까지 푼다. 다만 비복근은 두 갈래 근육이므로 아킬레스건에서 오금까지 푼 다음 다시 아킬레스건으로 내려오면서 다른 쪽을 마저 풀어주어야 한다.

제2 원칙은 근육과 관절 그리고 인대의 결에 순응하여 마사지의 방향을 정해야 한다는 점이다. 결을 무시하고 아무렇게나 마사지를 하게 되면 오히려 이완시켜야 할 근육을 더 긴장시킴으로써 마사지 후에 부작용을 호소하는 경우도 더러 있기 때문이다.

예를 들어, 광배근의 경우에는 척추에서부터 겨드랑이를 거쳐 상완골에 이르는 근육이므로 결의 방향이 척추에서 옆구리 방향으로 결이 나 있다. 광배근은 갈비뼈를 보호하는 것이 주된 역할이므로 뼈와 뼈 사이의 응어리나 뭉친 것을 풀어야 담에 걸리지 않는다. 힘을 쓸 때 옆구리가 결리는 것도 광배근의 기능과 관련이 있다. 따라서 이런 경우에는 광배근이 밀집한 척추를 먼저 풀어 준 다음 점차 바깥쪽으로 풀어나간다.

제3 원칙은 마사지할 때는 근육만 이완시키는 방식이어서는 안 되고, 근막도 풀어주고 관절 부위의 힘줄도 강화시켜야 한다는 점이다, 특히 관절과 관절 사이를 이어주는 인대도 지나치지 말고 함께 풀어주는 것이 좋다.

예를 들어, 회전근개의 작동에 문제가 생겨 팔을 제대로 들지 못하거나 어깨에 심한 통증을 느끼는 경우를 살펴보자. 이 경우는 어깨관절을 구성하는 삼각근을 풀어주는 것이 맞다. 그러나 삼각근 마사지만 하고 끝내게 되면 통증은 다소 완화되겠지만 근본적인 원인을 해소한 것이 아니라서 재발할 우려가 크다.

따라서 어깨관절은 뼈대를 봤을 때 상완골, 쇄골, 견갑골이 모여서 이루어진 것이므로 삼각근 외에 전거근, 승모근, 견갑하근을 모두 풀어줘야 한다. 그 과정에서 어깨관절에 있는 인대와 힘줄도 동시에 풀어줘야 한다. 힘줄이 수축되어 있으면 인대가 파열될 수 있기 때문이다. 이것을 회전근개 파열이라고 부른다.

제4 원칙은 마사지하고 나면 반드시 엄지손가락으로 마사지한 부위를 가볍게 풀어주어 마사지의 반작용을 미리 예방

해야 한다는 것이다. 예를 들어 테니스 엘보를 자극한 후에는 요골이 시작되는 인대 부위를 회전시켜서 통증 여부를 체크한다. 상태가 호전되었으면 엄지손가락으로 팔꿈치 부위에 있는 곡지혈을 눌러서 가볍게 풀어주고 끝내도록 한다.

지금까지 살펴본 것을 좀 더 구체적으로 알아보기 위해 하나의 증상을 예로 들어 어떻게 마사지하는지 살펴보기로 하자.

며칠 전에 필자를 찾아온 우측 무릎 통증 환자가 있다. 58세 남성이며 커피 재료 유통업에 종사하고 있는 분이다. 이 경우는 직업병으로 볼 수도 있는데, 커피 재료를 상·하차하거나 옮기는 과정에서 물건의 하중을 지탱하기 위해 장기간 우측 기능을 과도하게 사용한 결과라고 할 수 있다.

이런 경우에 마사지할 근육은 슬개골을 중심으로 해서 위쪽으로는 대퇴근, 봉공근이며 아래쪽으로는 비복근, 가자미근, 아킬레스건이 직접 해당하는 근육이다. 그 외에 오금, 내측인대, 외측인대도 해당한다. 이때 마사지의 순서는 기초단계로 발 마사지로부터 시작한다.

5개의 발가락 첫마디를 전부 자극하고, 새끼발가락에서

부터 바깥 복사뼈 아래까지, 엄지발가락에서 안쪽 복사뼈 아래까지를 자극한다. 발바닥의 용천 혈 자리부터 족저근까지를 자극한다. 발 마사지가 끝나고 나면 아킬레스건을 마사지한다. 아킬레스건 마사지는 자극점에 마사지 봉을 대고 회전하는 방식으로 한다. 아킬레스건 마사지가 끝나면 가자미근의 안쪽과 바깥쪽을 자극한다. 그리고 나서 비복근을 마사지한다.

그런 후에 슬개골 바깥에 있는 외측인대와 안쪽에 있는 내측인대, 오금을 마사지하여 무릎주위를 먼저 풀어준다. 점차 봉공근과 대퇴사두근건과 외측광근, 내측광근, 대퇴사두근으로 골반을 향해 마사지를 한다.

마사지가 끝나고 나면 전후의 변화를 반드시 확인해야 한다. 먼저 무릎의 신전을 테스트하는데, 무릎을 구부리고 펴는 속도가 빨라졌는지 또 그 과정에서 통증이나 불쾌감은 없는지를 확인한다. 두 번째로 무릎을 90도 구부린 상태에서 시술자가 밀었을 때 그 힘을 버티는 정도를 테스트한다.

마지막으로 다리를 편 상태에서 바깥으로 돌리는 힘과 안으로 돌리는 힘의 변화를 관찰한다. 경우에 따라서는 반사신경이 빠른지 느린지도 점검해야 한다. 마사지와 테스트가 모두 끝나면 원적외선 온열기 등으로 20분가량 무릎주위를 따뜻하게 보존하도록 한다.

이상과 같이 필자의 마사지법은 학계에서 교육받은 방식과는 다소 상이한 부분이 있다. 그것은 필자가 임상을 통해 체득한 것이라 학문적인 견해와는 다소 다른 것뿐이지 기존의 학설이나 주장을 배척하는 것은 아니다. 여러분께서도 이런 점을 참고하여 필자의 마사지법이 반드시 옳다고 여기지 말고 자신의 기술을 다듬고 향상시키는 또 하나의 수단으로 삼아주시길 당부드린다.

## 마사지의 기본자세와 주의할 점

필자가 알려주는 마사지법을 시행할 때 특별히 주의할 것은 골다공증 환자나 약을 장기간 복용하는 환자에게는 너무 강한 자극보다는 약하게 하면서 피시술자가 감당할 수 있도록 시행해야 한다는 점이다. 어느 마사지나 수기요법도 마찬가지겠지만 피시술자의 상태나 입장은 전혀 고려하지 않은 채 자신이 배운 지식에 의존하여 지나치게 힘을 가하거나 자극하는 방식은 좋지 않다.

법(法)이라는 글자는 물이 흐르는 대로 간다는 뜻을 가지고 있다고 한다. 즉, 우주의 원리든 생명의 원리든 자연의 원리든 물 흐르듯이 가는 것이 순리다. 순리를 거역하여 자신의 의지대로 하려다 보면 역풍을 맞게 되듯이 마사지도 순리에 따라야 한다. 이때 순리라 함은 피시술자가 편안한 상태로 시술자의 손놀림과 자극에 자신의 몸을 믿고 맡기는 것이다. 피시술자가 경직된 마음으로 마사지를 받는데 근육이 이완될 가능성은 거의 없다.

둘째, 시술자는 피시술자의 증상을 들어보고 눌러본 다음 치료점을 명확히 잡아야 한다. 경우에 따라서는 통증과 아주 멀리 떨어진 부위의 근육이나 힘줄이 원인으로 작용하는 경우도 많다. 따라서 어깨가 아프다고 해서 두피와 목, 어깨, 승모근, 대원근만 마사지해서는 안 된다. 경우에 따라서는 내전근의 영향도 배제할 수 없으므로 발과 다리에서 근육의 긴장은 없는지 살펴봐야 한다.

특히 당뇨나 고혈압 환자의 경우에는 이와 같은 주의가 더욱 필요하다. 고혈압 환자의 경우는 대개 목과 머리 마사지만으로도 한결 좋아졌다고 말하지만, 그대로 돌려보내면 다음 날 와서는 저녁 되니 다시 머리가 무겁더라고 말한다. 그 이유는 고혈압 환자의 경우 반드시 발 마사지와 온열요법으로 마무리를 해주어야 하기 때문이다. 그래야 밤새 혈압이 다시 오르는 것을 막을 수 있다,

셋째, 피시술자가 통증이나 고통을 호소하는데 마사지나 수기요법만으로 어려운 경우에는 다양한 대체요법을 병행하도록 권하는 것이 옳다. 오직 마사지만 고집하다가 증상이 완화되지 않으면 오히려 시술자에 대한 불신만 가중시키고 그 결과 피시술자의 병증이 장기적으로 악화되도록 방치하는 결과를 낳아서는 안 되기 때문이다, 실제 고혈압 치유를 위해서는 라벤더 오일을 이용한 아로마테라피를 병행 처치하는 것이 효과적이다. 또 수면 부족이나 불면증으로 고통받는 경우에는 유칼립투스를 이용한 허브 요법도 병행하는 것이 좋다.

넷째, 한 사람의 피시술자에게 마사지하는 시간은 1회 60분 내외가 적당하다. 별도의 도구 없이 시술자가 손으로 직접 마사지하는 것이 가장 이상적이지만, 이런 경우 시술자의 체력이 고갈되어 1년도 지나지 않아 자신이 피시술자로 다른 사람의 도움을 구해야 하는 경우를 많이 보았다. 처음부터 너무 의욕적으로 맨손 마사지를 하기보다는 도구를 이용

하는 것이 장기적으로 도움이 된다.

다섯째, 몇몇 사례에서는 피시술자가 체력적으로 허약한 상태에서 오랜 시간 마사지를 받거나 마사지를 잘 받아들이는 체질이라서 독특한 명현현상에 의해 몸살을 앓는 경우가 있다. 이런 경우는 혈액순환이 갑자기 너무 빨리 진행되어서 몸살이 생기는 경우에 해당하므로 걱정할 필요가 없다. 하지만 허리디스크 환자의 경우에는 마사지를 받고 난 다음 움직임이 자연스럽다가 잘 자고 나서 습관적인 동작으로 인해 더 아프다고 하는 경우도 많다. 다만 이런 경우라 하더라도 장기적인 부작용은 없으므로 안심해도 된다.

## 마사지를 위해 챙겨야 할 도구와 사용법

마사지는 기본적으로 시술자의 손보다 나은 것은 없다. 하지만 현실적으로 이것은 가능하지도 않고 지속적이지도 못하다. 그런 점에서 시술자의 도구 사용은 불가피한 측면이 있다. 다만 도구가 사람 몸에 닿았을 때 피시술자의 생리적, 심리적 부담도 적어야 한다. 또한 통증은 있되 통증을 완화시킬 수 있어야 하므로 나무 또는 자연 리듬에 맞는 소재로 만든 것이 좋다.

피시술자가 마사지를 받기 위해 눕는 배드는 보통 사용하는 드롭이다. 이것은 피시술자의 키에 맞도록 조절할 수 있어야 하고 배드의 높낮이도 조절할 수 있는 것으로 사용하는 것이 좋다. 또한 시술자의 의자도 고려해야 할 중요한 사항이다. 시술자가 편안한 상태로 피시술자를 만질 수 있어야 피시술자도 심리적인 안정감을 가질 수 있고, 마사지 과정에서 과도한 근육의 긴장을 예방할 수 있기 때문이다. 가능하면 사방으로 회전할 수 있는 의자라면 더욱 좋다.

마사지 후에는 원적외선 조사를 하거나 찜질을 하는 것도 좋다. 특히 20~30분 정도의 수면이 혈액순환과 통증 감소에 좋다. 여기서 빠뜨리지 말아야 할 가장 중요한 요소는 마사지 후에 발바닥을 따뜻하게 해야 한다는 점이다. 인체의 모든 열은 궁극적으로 발바닥에 달렸다. 여러분이 추운 겨울날 모닥불에 앉았을 때, 그 열로 몸을 따뜻하게 할 방법은 하나뿐이다. 발바닥을 모닥불에 대면 전신이 따뜻해진다. 발바닥은 인체 열의 근원이기 때문이다. 그래서 걸음걸이에서 지열을 어떻게 받을 것인가 하는 문제가 만병을 해결하는 지름길인 것이다.

2nd chapter **실전편**

# 8장

## 트리테라피의 실제

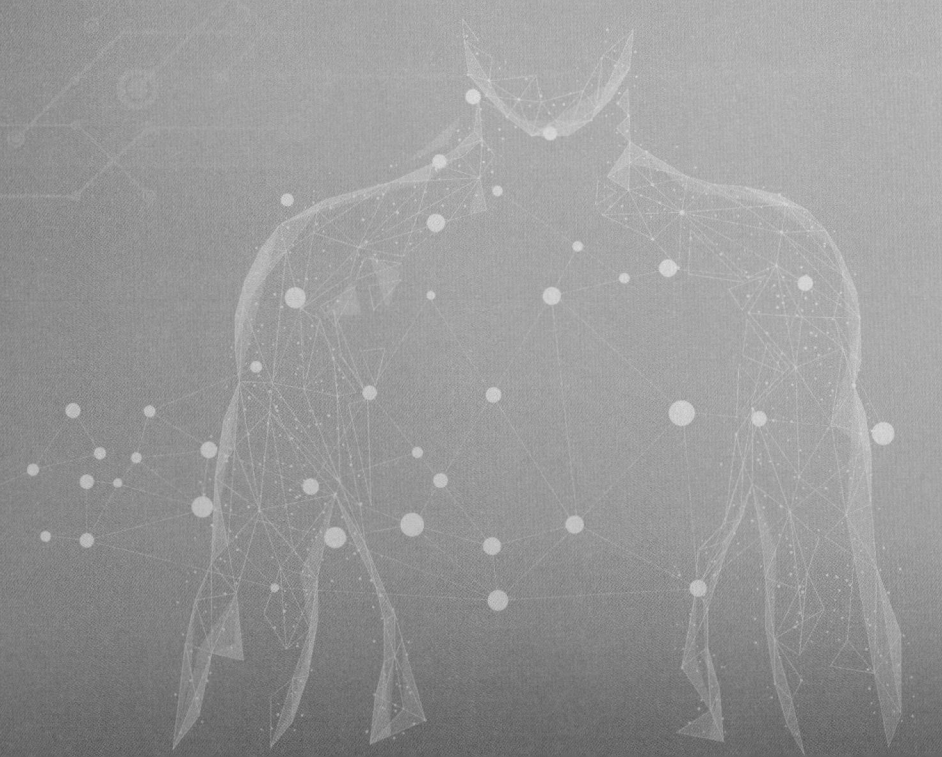

# 8장
## 트리테라피의 실제

 본 장에서는 그동안 얘기한 마사지를 실제 임상에서는 어떻게 진행하는지 구체적으로 설명하고자 한다. 만약 충분히 이해하기 어려운 분들은 필자가 진행하고 있는 쉼 스테이 프로그램에 참여하거나 별도의 교육프로그램에 참여해서 직접 시술과정을 보면 이해에 큰 도움이 될 것이다.

**발가락 마사지**

**진단** : 피시술자를 바르게 눕힌 다음 발가락만 당기거나 구부려서 발가락 근육의 상태를 점검한다. 먼저 발가락을 발바닥 방향으로 구부리게 하여 구부리는 힘을 보고, 발가락을 발등으로 밀어내어 당기는 힘을 본다. 발가락을 구부리거나 당기는 힘이 부족하면 발가락의 근육이 약하다는 뜻이다. 만약 새끼발가락의 근육

힘이 약하면 걸을 때 발의 바깥면에 힘을 주고 걷는다고 볼 수 있는데, 이는 발이 틀어진 경우의 전형이다.

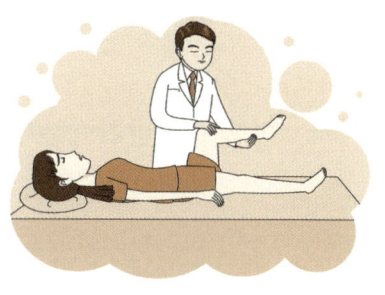

(그림) 사진-1

**마사지** : 이렇게 바깥으로 틀어진 발을 정상적인 발로 바꾸려면 각 발가락의 발톱 아래를 횡(橫)으로 자극하고, 발가락의 측면 신경이 지나가는 부분을 종(縱)으로 가볍게 자극한다. 그런 다음 발등 전체를 종(縱)으로 가볍게 마사지한다. 발바닥에서 발가락 끝나는 부분까지 마사지하고 발가락을 구부리게 하여 힘이 강해졌는지를 확인한다.

**정리** : 마사지가 끝나면 발가락을 당기거나 구부리게 하여 발가락 힘이 강해졌는지를 확인하는 것으로 마무리한다.

## 발 측면 마사지

**마사지** : 먼저 새끼발가락부터 발 바깥쪽을 따라 뒤꿈치까지 자극한다. 그런 다음 복사뼈 바깥쪽 아래, 즉 신경이 지나가는 부분을 가볍게 마사지하고 복사뼈 뒤쪽 아킬레스건이 시작되는 부분도 자극한다. 마사지 중에 복사뼈 뒤쪽과 아킬레스건 부위가 부어있으면 수종으로 이물질이 차 있는 것이라고 볼 수 있다. 따라서 이런 경우에 발목을 같이 자극해주면 평소 발목을 삘 가능성이 줄어든다. 그런 다음 엄지발가락에서 뒤꿈치 방향으로 뼈가 조금 튀어나온 부분에서 시작하여 발 안쪽을 따라 복사뼈 안쪽까지 자극한다. 이때 인대가 있는 부분을 지나면서 핏줄이 선명하게 드러나도록 마사지하는 것이 좋다. 발등과 발 측면을 마사지하면 복사뼈 안쪽의 인대와 근육이 뭉친 부분을 풀어주어서 피하에 이물질이 뭉친 것을 제거할 수 있다. 발 측면 마사지가 끝나면 아킬레스건을 자극함으로써 발 측면 마사지를 끝낸다.

**정리** : 한 손으로 발목을 잡고 다른 손으로 발가락 전체를 잡아 돌리면서 회전이 부드러운지 보고 발목을 정리한다. 또 종아리와 정강이를 가지런히 하도록 하고 무릎을 세운 상태에서 발등을 보고 발등에서 튀어나온 부분을 자극하여 안정시킴으로써 발 마사지를 마무리한다.

## 발바닥 마사지

**진단** : 걸을 때 수축과 이완을 반복함으로써 발바닥 충격을 흡수하여 완화시키는 족저근막은 발바닥 전체에 널리 분포하고 있어 평소에도 주의해야 할 근막이다. 임상에서 족저근막은 발뒤꿈치부터 용천혈에 이르는데, 이 부분이 늘어나거나 끊어져서 생기는 현상을 족저근막염이라고 부른다. 족저근막염이 있는 환자의 경우에는 발바닥을 눌러서 통증을 호소하는 정도로 경중을 파악한다.

**마사지** : 발바닥을 마사지할 때는 먼저 발가락을 마사지하고 발등을 마사지한 다음 용천혈을 눌러주고 엄지발가락을 따라 발 안쪽 측면으로 복사뼈 부분까지 마사

지하여 복사뼈 주변을 자극하고 풀어준다. 또 족저 근막과 비슷한 위치에 있는 인대를 강화시키기 위해 아킬레스건도 자극한다.

**정리** : 평소 일상에서는 신발을 자기 발 길이 보다 조금 큰 것을 신는 것이 좋다. 양말은 발목을 조이지 않도록 해서 신어야 한다. 무지외반증도 마사지하는 요령은 마찬가지다.

## 무릎 마사지

**진단** : 종아리 마사지를 하기 전에 먼저 발목을 안쪽으로 돌리게 하고 바깥쪽으로 돌리게 한다. 이때 시술자는 피시술자가 힘을 가하는 반대 방향으로 힘을 가함으로써 무릎과 발목에서 저항하는 힘의 정도를 파악한다.

**마사지** : 만약 안쪽의 힘이 약하면 정강이 왼쪽 경골과 비골 사이를 종(縱)으로 자극하고 바깥쪽으로 밀어내는 힘이 약하면 정강이 안쪽의 경골 안쪽을 자극한다. 경골과 비골 마사지가 끝나면 슬개골의 안과 밖을 자극한다. 만약 무릎이 약한 사람이면 슬개골의 안쪽과 바깥쪽에 물이 차 있는 경우가 있다. 무릎 마사

지는 슬개골의 안쪽이 끝나는 지점과 바깥쪽의 경골과 비골이 시작되는 지점을 자극한다. 대퇴부는 무릎 위 바깥쪽의 외측부 인대와 안쪽의 내측부 인대를 풀어준다.

**정리** : 이렇게 무릎에 있는 인대와 힘줄을 마사지한 다음에는 다시 발목을 안쪽으로 밀게 하고 바깥쪽으로 밀게 하여 힘의 작동을 측정함으로써 마사지 전과 후의 효과를 점검한다. 또 시술자가 피시술자의 발등에 자신의 팔뚝을 대고 안쪽으로 당기게 하거나 밀어내도록 하여 근육의 힘을 측정한다. 당기는 힘이 약하면 침대를 오르기 힘들고, 밀어내는 힘이 약하면 계단을 내려오거나 내리막길을 내려오는 힘이 약하다.

팔뚝을 오금에 끼우고 무릎을 눌러 무릎이 정상적인 가동을 하는지 점검하고 종아리를 당겨주고 팔뚝을 빼서 서혜부와 대퇴부가 가동범위 안에 있는지 눌러서 종아리가 바깥이나 안쪽으로 휘어 있는지를 확인하여 바르게 한다. 만약 종아리 부위가 안쪽으로 휘어 있으면 무릎에 문제가 있는 것이다.

## 허벅지 마사지

**진단** : 길거리를 지나가는 사람들을 보고 있으면 O자 다리나 X자 다리로 변형된 사람이 많다. 마사지를 위해 다리를 점검해보면 무릎에 물이 차 있는 경우도 자주 보게 된다. 현대인들에게 자주 나타나는 골격의 변형은 보행을 적게 하는 문명의 결과로 인한 것이다. 정상적인 걸음걸이는 엄지발가락에 힘이 들어가고 발 안쪽 측면이 땅에 접촉해야 한다. 하지만 역 팔자(八字)로 걷는 사람은 새끼발가락에 힘이 많이 들어가게 되어 O자 다리로 변형된다.

**마사지** : 이처럼 다리 형태가 O자 다리나 X자로 변형된 경우에는 무릎을 손으로 눌러 통증을 유발하는 지점을 찾을 수 있다. 통점이 나타나는 부위의 인대나 근육이 과잉작용을 하여 발생한 것이므로 통점 부위를 가볍게 자극하는 것만으로도 무릎이 정상적인 인대작용을 하게 되고 신경 전달력도 좋아지게 된다. 대퇴부 근육은 고관절부터 무릎까지 연결되어 있는데, 시작점이 고관절이고 끝부분이 무릎이므로 고관절부터 시작하여 무릎 방향으로 자극을 한다. 이렇게 몇 분

간만 마사지하면 외부 압력에 대해 다리가 지탱하는 힘이 강해진다. 대퇴근보다 더 깊숙이 자리하고 있는 봉공근도 무릎 방향으로 진행되므로 함께 풀어주는 것이 좋다. 이때 대퇴 내전근도 동시에 풀어준다.

**정리** : 마사지가 끝나면 피시술자로 하여금 다리를 옆으로 벌리라고 하여 잘 벌어지면 장골이 제 위치를 유지한다고 볼 수 있다. 피시술자가 다리를 올린 다음 시술자의 내리누르는 힘을 견디면 대퇴근의 신경 전달력이 좋아졌다는 의미다. 다리에 힘이 있다는 것은 몸을 지탱하는 능력이 있다는 뜻이다.

## 목 마사지

**진단** : 다리 전체에 대한 마사지가 끝나면 머리를 마사지한다. 머리를 마사지할 때는 몸통과 연결된 목을 먼저 가볍고 부드럽게 자극하여 목 근육을 풀어준다. 앞목에 위치한 흉쇄유돌근이 두꺼운지 얇은지를 확인하는데, 두꺼운 쪽으로 몸이 기울어져 있다는 것을 확인한다.

**마사지** : 흉쇄유돌근은 가볍게 풀어주어야지 너무 강하게 만지면 안 된다. 우측이 두꺼우면 우측으로 뇌경색이나 뇌출혈이 올 확률이 높다. 예를 들어 치매 할머니는 흉쇄유돌근이 딱딱한 상태이며 그 결과 혈류가 약해져서 뇌동맥류가 생길 수 있다. 흉쇄유돌근을 풀어주는 것은 삼차신경과 연결되어 눈, 위턱, 아래턱 신경의 기능이 활성화될 수 있도록 도와준다. 요즘 사람들은 매 순간 고개를 숙인 상태로 PC나 스마트폰을 보는 경우가 많아서 흉쇄유돌근이 딱딱한 경우가 늘어나고 있다. 하루에 5분 정도만 흉쇄유돌근을 마사지하면 뇌졸중을 비롯해 삼차신경의 이상 증상을 미리 예방할 수 있다.

흉쇄유돌근을 가볍게 풀어 준 다음 귀를 만져본다. 양쪽 귀를 만져보면 한쪽 귀에서 유난히 통증을 호소하는 경우가 있는데, 이것은 한쪽의 귀 근육이 뭉쳐 있기 때문이다. 만약 왼쪽의 귀는 얇은 데 비해 오른쪽 귀가 두껍고 아프다면 오른쪽 뇌나 안면 근육에 이상이 있을 수 있다. 이렇게 목 근육만 만져봐도 일반적인 환자들의 상태를 알 수 있다.

목의 아랫부분에는 흉골과 쇄골이 있다. 사람이 편안한 상태에서는 어깨가 내려가 있어야 하는데, 늘 긴장되어 어깨가 올라가 있으면 흉골이 수축되어 통증을 일으키게 된다. 쇄골은 흉골에서 어깨 방향으로 뻗어 있는데, 쇄골의 좌우 끝부분 근육이 안쪽으로 함몰되어 있거나 근육에 문제가 생기면 갑상선기능저하증이 나타날 수 있다. 쇄골의 우측과 좌측 중 더 딱딱한 곳을 자극하여 풀어주면 갑상선 질환을 예방할 수 있다. 특히 쇄골과 흉골이 만나는 목 아래 오목한 부분을 마사지하면 갑상선기능저하증을 예방할 수 있을 뿐만 아니라 호르몬 조절을 원활하게 할 수 있다.

**정리** : 좌우 어깨 밸런스를 확인하여 높낮이가 맞춰졌는지를 확인한다.

## 경추 마사지

**진단** : 피시술자를 바로 눕힌 상태에서 시술자는 한 손으로 피시술자의 후두부를 받치고 다른 손의 네 손가락으로 경추 횡돌기를 지긋이 자극한다. 경추의 횡돌기

부분들이 측면으로 튀어나온 부분들이 있는지를 손가락 끝으로 점검한 다음 반대쪽 횡돌기도 점검한다. 대개 횡돌기를 눌러 피시술자가 아프다고 하면 그 부분의 횡돌기가 튀어나온 것이라 볼 수 있다.

**마사지** : 오른쪽 횡돌기가 튀어나왔으면 피시술자로 하여금 머리를 왼쪽으로 돌리게 한다. 시술자는 오른쪽 손의 엄지와 검지 사이 손 두덩으로 피시술자의 오른쪽 튀어나온 횡돌기를 잡은 다음 반대쪽 팔뚝으로 얼굴 전체를 휘감아 오른쪽 손을 살짝 밀어주면 뚝 소리가 나면서 들어간다.

**정리** : 피시술자로 하여금 목을 좌우로 돌리게 하여 목이 시원해지면서 머리가 개운해진다고 하면 경추의 변형을 바로잡은 것이다. 횡돌기의 튀어나온 부분이 가지런하게 정리되었으면 왼손바닥으로 후두골을 받친 상태에서 오른쪽 팔뚝으로 턱을 잡은 다음 후두골을 잡아당겼다 놓기를 5번 반복하여 목을 이완시킨다.

## 등 마사지

**진단** : 피시술자로 하여금 바닥을 보고 드러눕도록 한 다음 목덜미에서 어깨를 거쳐 척추 12번에 이르는 승모근을 관찰한다. 승모근을 상부와 중부 하부로 나누어 좌우 어느 부분이 불룩하게 튀어나왔는지를 확인한다. 등 윗부분이 튀어나온 경우는 흉추가 후방전위된 상태이며, 요추가 평평하면 요추후방으로 일자허리라고 볼 수 있다. 등 중부가 튀어나온 경우는 광배근에 문제가 있으므로 팔의 상완근을 함께 눌러서 통증을 확인해야 한다.

**마사지** : 승모근과 광배근이 맞닿는 견갑골 부분을 바깥쪽으로 지그시 눌러 밀어내면 튀어나온 근육이 확인되는데, 이때 엄지손가락을 척주기립근에 대고 전체적으로 눌러주면 등 통증을 전반적으로 해소할 수 있다. 이렇게 척주기립근만 잘 정리해도 숨은 키 2~3cm가 성장하는 효과가 있다.

**정리** : 등의 승모근 부위의 상부가 불룩한 경우는 등이 휜 상태, 즉 후방된 상태이므로 척추교정을 해야 한다. 등

을 교정할 때는 한쪽 손을 아래에 두고 한쪽 손은 엇갈리게 위에 두어서 손바닥으로 횡돌기를 눌러주면 정리가 된다. 또 골반을 잡은 다음 장요근 뒤쪽을 잡고 골반을 위로 당겼다 놓았다 하면서 자극을 하면 요추를 쉽게 정리할 수 있다.

## 골반 마사지

**진단** : 피시술자가 바닥을 보고 드러누운 상태에서 엉덩이 근육을 확인한다. 엉덩이 부분은 등에서 연결되는 요방형근과 복부에서 연결되는 장요근의 영향을 강하게 받는다. 특히 대둔근과 중둔근, 소둔근으로 구성되어 대퇴직근과 햄스트링을 통해 다리 전체에 영향을 미친다. 골반을 진단할 때는 좌측이나 우측으로 기울어져 있는지를 확인하고 복합변형인지를 추가로 확인해야 한다. 피시술자로 하여금 바닥을 보고 드러눕도록 한 다음 다리를 오금이 접히도록 90도 올려서 좌우의 발끝 뒤꿈치를 닿게 하여 좌우 발바닥의 높낮이를 비교한다. 왼쪽 발바닥이 더 올라와 있으면 왼쪽 골반이 처져있는 경우다.

**마사지** : 이처럼 왼쪽 발바닥이 오른쪽에 비해 더 올라와 있는 경우에는 왼쪽 무릎을 90도 접어서 오른쪽 다리에 올린 다음 왼쪽 고관절을 지그시 눌러 주면 다리 길이가 같아진다. 발바닥이 아프거나 불편하면 발가락을 45도 정도 바깥으로 돌려서 살짝 당겨주면 바르게 된다.

**정리** : 골반의 윗부분과 무릎을 동시에 눌러서 안정시키고 대퇴골두 부위를 안으로 접어서 안정시키고 다리를 회전시킨다.

## 허리 마사지

**진단** : 허리디스크는 뼈와 뼈 사이의 물렁뼈가 튀어나와서 (탈출하여) 신경을 누르는 것이다. 등에서는 디스크 탈출이 자주 나타나지 않는 반면, 주로 목이나 허리에서 디스크 탈출이 자주 나타난다. 목이나 허리에 통증을 느끼는 경우, 가장 먼저 목뼈나 허리뼈의 위치를 확인하여 추간판이 어디로 흘러가는지를 점검한다. 만약 추간판이 좌측으로 흘렀으면 뼈가 튀어나온 부분이 벌어지게 되어있다.

**마사지** : 이런 경우에는 튀어나온 뼈를 잡고 엉덩이를 반복적으로 좌우로 견인하여 뼈가 제자리를 찾아가도록 도와준다. 왼쪽으로 디스크가 튀어나오면 오른쪽 무릎을 90도 구부려서 왼쪽 종아리에 올린 다음, 우측을 보고 눕도록 하여 피시술자의 우측 어깨를 좌측 어깨에 올리도록 한다. 좌측 팔은 우측 가슴을 감싸도록 한 자세에서 시술자는 좌측 손바닥을 피시술자의 좌측 어깨에 얹고, 우측 손바닥을 피시술자의 우측 엉덩이에 대고 살짝 눌러준다.

**정리** : 추나요법은 반복적으로 시행하여 어긋나거나 비뚤어진 허리를 밀거나 당겨서 뼈나 관절을 제자리로 돌려놓는 역할을 한다.

### 팔 마사지

**진단** : 나이가 들어 팔을 사용할 때 통증을 느끼면 대체로 오십견이나 회전근개 파열을 원인으로 생각할 만큼 빈도수가 높다. 팔이 아프면 광배근과 상완근의 연결지점이나 극하근 부위를 눌러 통증이 일어나는지 확인하고, 다시 어깨를 이루는 견봉과 삼각근을 눌러서

통증이 있는지를 확인한다.

**마사지** : 견갑골 사이를 손으로 눌러서 견갑골를 덮고 있는 승모근의 경직된 부분이 많으면 승모근을 마사지하고 팔의 움직임을 점검한다. 또 가슴 앞쪽의 대흉근과 견갑골, 견갑거근을 가볍게 자극한 다음 견정(목덜미의 승모근이 시작되는 부분)을 가볍게 풀어준다. 이어서 견봉 부위와 전거근 부위를 좀 더 세밀하게 풀어준다. 만약 팔을 들어 올리기도 어려운 상태라면 삼각근과 회전근개를 비롯해 상완근까지 마사지한다. 이때 주의할 점은 반드시 피시술자로 하여금 팔을 들도록 한 상태에서 겨드랑이 부분까지 자극해야 한다는 점이다.

**정리** : 마사지가 끝나면 피시술자로 하여금 팔을 뒤로 들게 하고 또 앞으로 들어 올리도록 하여 상태를 팔의 회전을 확인한다.

## 팔뚝 마사지

**진단** : 손목을 굽혔다가 펴거나 물건을 들고 손목을 움직일 때 팔꿈치 바깥쪽에 통증이 느껴지면 테니스 엘보라고 하고, 팔꿈치 안쪽이 아프면 골프엘보라고 한다. 손목이나 손가락이 아픈 경우는 손목의 정중신경을 눌러보면 손목터널증후군인지 파악할 수 있다. 이런 통증은 주로 손목이나 손가락을 구부릴 때 사용하는 근육과 힘줄에 염증이 생겼기 때문이다. 마사지를 하기 전에 급성통증일 때는 먼저 냉찜질을 하고, 통증이 생긴 지 2~3일 지났거나 만성인 경우에는 온찜질을 하고 난 다음 마사지를 진행하는 것이 좋다.

**마사지** : 피시술자의 팔꿈치 안쪽을 눌러서 아프다고 호소하면 골프 엘보라고 판단하면 된다. 이때는 팔꿈치에 있는 척골과 요골 중에서 척골을 마사지하면 완화시킬 수 있다. 테니스 엘보는 요골 부위를 잘 풀어주면 통증을 해소할 수 있다. 이때도 가능하면 팔꿈치에서 팔목까지 전부 풀어주는 것이 좋다. 손목터널증후군은 손목에서 요골과 척골이 갈라지는 부분을 자극하는 것이다. 요골과 척골의 끝나는 지점에 정중

신경이 지나는데, 손목을 좌우로 밀거나 당겨서 힘을 측정한다. 당기는 힘이 약하면 손목 안쪽 근육을 자극하고 미는 힘이 약하면 손목 바깥쪽을 마사지하여 풀어준다.

**정리** : 엘보는 팔꿈치를 회전시키거나 물건을 든 상태에서 앞으로 당기거나 좌우로 돌리도록 하여 점검한다. 손목터널증후군은 피시술자로 하여금 손목을 밀고 당기게 하면서 시술자가 반대되는 힘을 가하여 힘의 강도를 측정한다.

# 3rd chapter
## 응용편

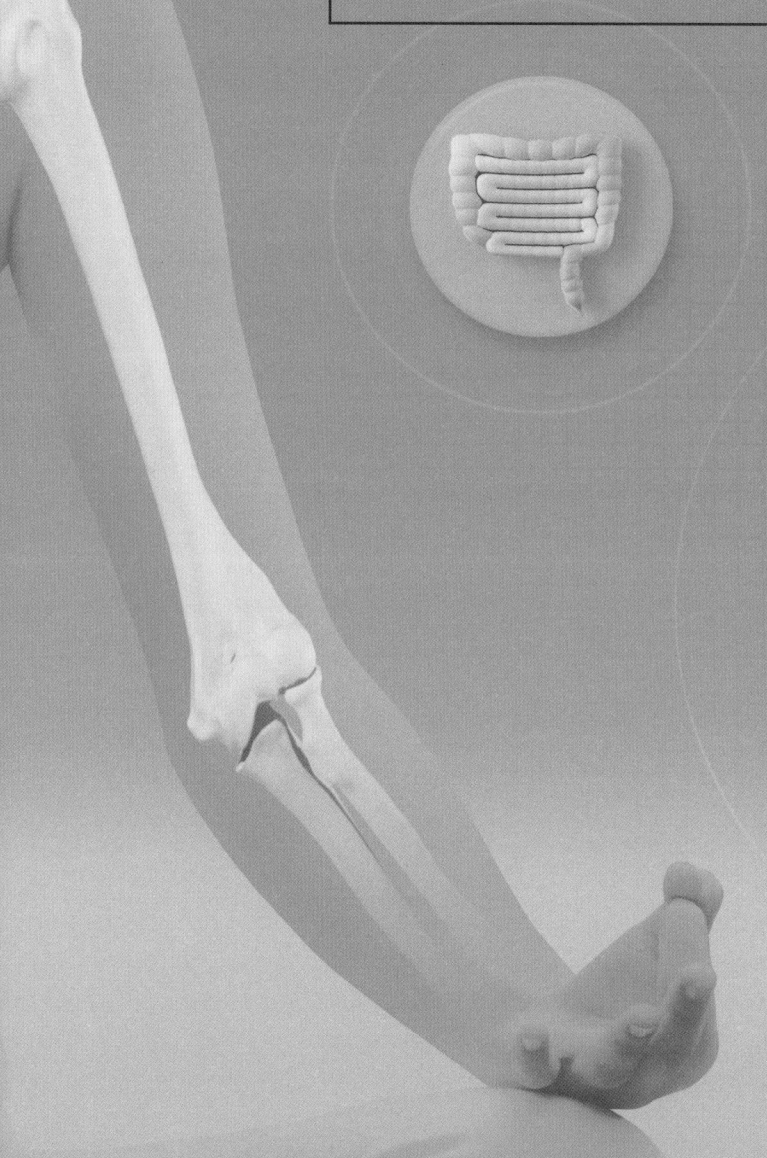

요즘 살이 쪄서 고민이라면서 병원을 찾는 사람들이 늘고 있다. 언뜻 보면 여성들이 많을 것 같지만, 남성들의 비중이 만만치 않다. 여성 비만은 비만 자체의 문제보다는 비만을 해결하는 과정에서 지방흡입술이나 비만 클리닉에서 처방하는 나비 약으로 인한 부작용 문제로 인한 것이 대부분이다. 하지만 우리나라 남성들의 비만율은 생각보다 심각한 상태에 이르고 있다. 쉽게 말해, 그들은 돈을 벌어다 주는 대가로 죽어가고 있는 것이다.

우리나라 성인의 비만 유병률은 2005년부터 30%를 돌파했고, 그중에 특히 2016년부터는 남성의 비만율이 40%를 돌파해 좀처럼 줄어들지 않고 있다. 일반적으로 남성 비만의 주된 이유가 흡연이나 음주에 있는 것으로 알려져 있으나, 필자의 임상을 기준으로 생각해보면 그와 별 관련은 없는 것으로 판단된다. 오히려 서구식 식단이라든가 자동차 매연, 환경호르몬 같은 요소가 더 큰 비중을 차지할 것으로 판단된다. 이에 관한 객관적인 연구는 정부나 공신력 있는 기관에서 진행하는 것이 합당할 것이다.

필자가 여기서 강조하고자 하는 바는 비만의 위험성이 아니라 비만의 진짜 정체는 무엇인가 하는 문제다. 비만은 살이 찐 것이 아니라 순환계 장애로 인해 수종이나 부종이 발생한 것이다. 단순히 살이 찐 것은 며칠만 굶어도 빠진다. 하지만 수종이나 부종은 굶어서 빠지는 문제가 아니다. 왜냐하면, 각종 화학 독극물과 석유 부산물로 인해 중독된 것이기 때문이다. 한마디로 중독에 의해 부신, 신장, 사구체, 방광이 제 기능을 다 하지 못하는 것이다. 지금 우리 세대의 남성들의 아버지들은 그렇게 원인도 모른 채 죽어가고 있다. 정부는 이에 대해 어떤 정책이나 대안을 가지고 있는지 알려야 한다.

더 큰 문제는 비만에 있지 않다. 비만은 자신이 경각심을 가지고 노력하면 해결 가능한 증상이지만, 진짜 문제는 모든 의료를 의사와 병원 그리고 제약회사에 맡긴 후 개인들이 자신의 건강관리를 포기한 것이다. 이것이야말로 지구 종말에 가까운 무서운 결과를 초래한다. 자기 건강을 남에게 맡기고 자기들은 무엇을 하고 있을까? 간단하다. 자기를 관리할 사람에게 송금해 줄 돈을 버는 것이 그들이 하는 유일한 일이다. 그리고 우리 법체계는 그것을 장려하고 있다. 믿기지 않지만, 이것이 우리가 살아가는 오늘날 우리 사회의 민낯이다. 우린 그런 사회를 살아가고 있다. 바로 인식의 문제가 그것이다.

이제 여러분과 나는 이 부끄러운 민낯으로 지금의 시대를 얘기해야 한다. 부끄럽긴 하지만 없는 사실을 꾸며서 지어낸 소설이 아니다. 실제 우리 주변에서 벌어지는 어이없는 현실을 이제는 우리가 나누어야 한다. 지금 우리가 이 얘기를 나누지 않으면 우리의 자식 세대는 더 큰 생명의 위협에 직면할 것이 명약관화하기 때문이다. 이제는 우리가 우리 자식들의 고통과 고민을 함께 지고 가야 한다. 우린 대를 이어 이 땅과 이 나라를 존속시켜야 할 이유가 있기 때문이다.

## 연령별 성별로 걸리기 쉬운 척추질환

2012년 건강보험공단 자료에 따르면 전체 척추측만증 환자의 38.3%가 10대이다. 자녀의 어깨 혹은 골반 높이가 다르거나, 몸을 움직였을 때 한쪽 늑골이 더 튀어나왔거나, 신발 바닥이 한쪽만 닳는다면 부모들은 당연히 척추측만증을 의심해야 한다. 이때 학부모들은 자녀가 가방을 한쪽으로 메는 습관이 있는지 또는 양쪽 어깨끈의 길이가 서로 달라 한쪽으로 무게가 치우치지 않는지 확인해야 한다. 자녀가 이런 습관을 무의식중에 생활 속에서 드러낸다면 당장 척추에 문제가 생기지는 않더라도 전조증상이라는 측면에서 이상 신호를 발견할 수 있어야 어른이다.

10대들이 척추측만증으로 고생하는 것과 달리 20대가 되면 강직성 척추염이라는 질병에 노출되기 쉽다. 아침에 일어날 때 허리가 뻣뻣하다가 오후가 되면 증상이 사라지는 조조강직이 대표적인 전조증상이다. 일반적으로 강직성이라는 말은 경직되어 유연하지 못하다는 뜻을 가지고 있다. 뼈는 분리되어 있고, 그 사이를 힘줄과 근육이 정상적으로 이어준다면 뼈가 경직될 리는 만무하다. 그런데도 강직성이라는 말이 붙는 것은 힘줄이나 인대에서 문제가 생겼다는 의미다. 강직성 척추염은 우리 몸의 면역체계에 이상이 생겨서 나를 지켜주는 면역세포가 오히려 나의 척추관절을 공격함으로써 염증성 통증과 강직이 나타나는 현상이다. 그래서 자가면역 질환으로 분류하고 있다.

하지만 우리 몸의 어느 면역체가 자신을 무차별적으로 공격하는지 밝혀진 것은 전혀 없다. 단지 원인을 모르기 때문에 그렇게 추정할 뿐이다. 이런 논리는 심각한 보건 의학적 문제를 개인의 부담으로 떠넘기는 사회 부조리의 전형적인 모습이다. 강직성 척추염이 주로 20대 젊은 층에서 발생한다는 것은 우리에게 시사하는 바가 자못 크다. 왜 가장 싱싱해야 할 나이에 면역 이상이 발생하는가. 이것은 젊은이들의 식습관과 깊은 관련이 있다. 성장을 위해 엄마가 매일 챙겨

주는 우유와 계란, 그리고 편의점에서 전자레인지에 금방 데워서 먹는 가공식품, 물을 넣고 잠시 끓이면 먹음직한 요리가 되는 라면과 인스턴트식품들이 우리 젊은이들의 체력을 엉망으로 만든 주범이다.

게다가 학교 교육만 받아온 아이들은 의사가 그렇다고 하면 그런 줄 아는 거지 반론을 제기할 능력이 없다. 그렇게 또 하나의 병명이 만들어지고, 우리는 모든 잘못이 우리 자신에게 있는 것으로 인식하게 된다. 정부가 하는 일이라는 것이 대개 이와 같다. 한창나이인 20대에 내 척추가 어느 날 대나무 마디가 연결된 것처럼 유연성이 전혀 없는 상태로 강직을 일으킬 수 있다는 사실은 끔찍한 상상이다. 그러나 그 상상이 현실로 일어나는 것이 현대 사회의 가장 치명적인 약점이기도 하다.

허리디스크는 30대에서 가장 흔하게 일어나는 증상이다. 추간판탈출증이라고도 불리는 허리디스크는 추간판이 제 자리를 이탈한 증상이다. 즉, 척추뼈 사이에 위치해 충격을 흡수해주는 추간판(디스크)이 튀어나옴으로써 척수신경과 가지 신경을 눌러 통증을 일으키는 것이다. 본래 추간판은 척추의 움직임에 유연성을 더함으로써 전신에 가해지는 충격을 흡

수, 완화하는 역할을 한다. 하지만 생활 습관이 잘못되어 있거나 자세의 지속적인 불안정 또는 사고와 같은 일시적이고 강한 외부 충격에 의해 추간판 속 수핵이 밖으로 빠져나와 주위 신경과 척수를 압박하면 통증이나 마비가 일어난다. 처음에는 허리통증이 지속되는 정도지만, 점차 심해지면 하반신에 악영향을 끼치면서 다리가 저리고 땅기는 증상이 나타난다.

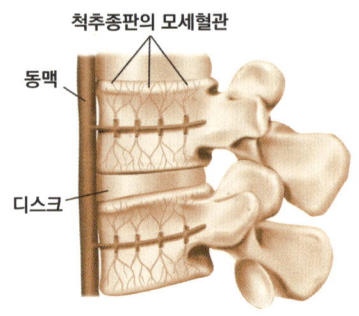

(그림) 디스크

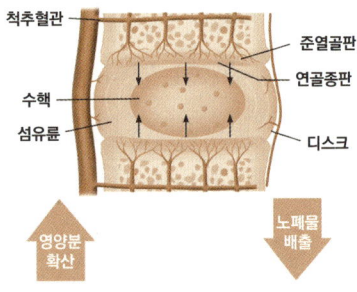

(그림) 디스크

40~50대들이 가장 고민하는 문제는 척추관협착증이다. 척추관협착증은 척추신경이 통과하는 척추관이 좁아져 신경을 압박하고 통증을 유발하는 질환이다. 여성들이 남성에 비해 척추관협착증에 노출되기 쉬운데, 나이가 들수록 골밀도가 낮아지고 폐경 후 급격한 호르몬 변화로 척추 퇴행이 빨리 진행되기 때문이다.

척추관협착증을 예방하기 위해 많은 여성들이 칼슘 함량이 높다고 알려진 우유나 시금치 등을 많이 섭취하는 경우가 있는데, 이것은 다시 살펴볼 필요가 있다. 우유에 칼슘이 많은 것은 사실이나, 고분자 칼슘이라 우리 몸에 흡수되는 양은 미미한 수준이다. 멸치나 시금치도 마찬가지다. 비록 칼슘 함량이 높은 식품이라 하더라도 골밀도를 증진시키기 위해서는 해당 식품의 칼슘 함량이 중요한 것이 아니라 내 몸이 그것을 얼마나 흡수할 수 있느냐가 더 중요하다.

내 몸이 흡수하지 못하는 칼슘을 장기간 다량으로 섭취할 경우 흡수되지 못한 칼슘이 혈액 속을 떠다니면서 콜레스테롤과 뒤엉켜 동맥 내부를 막거나 뼈 주변에 침착되어 석회화를 일으킬 수 있으므로 주의해야 한다. 척추 및 관절 질환은 사고로 인한 경우가 아니면 대체로 장기간에 걸쳐 서서히 진행되는 경우가 대부분이므로 평상시 바른 자세와 생활 습관을 길들이는 것이 더 바람직한 태도다.

척추관협착증은 다양한 원인이 있지만, 뼈 사이의 인대나 후관절 등이 두꺼워지면서 척추관을 좁힌다. 그리고 결과적으로는 꼬부랑 할머니를 만드는 지름길로 작용한다. 또 척추의 내부 공간이 점점 줄어들면서 신경을 압박하게 되어 묵직한 허리통증과 신경 이상을 느끼게 한다. 오래 서 있으면 허리부터 아프다가 점차 다리까지 통증을 느끼게 되고 조금만 걸어도 다리가 터질 것처럼 아파서 관절염으로 생각하기도 쉽다. 50대에 가장 자주 발생하는 질환이므로 해당 연령대가 되면 늘 주의해야 한다.

60대 이상이 가장 고민하는 문제는 골다공증성 척추압박골절이라고 한다. 골절은 뼈에 외부 압력이 가해지면서 일어난다. 골절은 원인에 따라 뼈는 정상적인데도 불구하고 외부의 강한 압력에 의한 골절과 어떤 병적인 요인에 의해 약한 자극에도 뼈 자체가 약해져서 생기는 골절이 있다. 이 외에 약한 자극이 반복적이고 지속적으로 가해져서 생기는 피로골절도 있다. 골절이 생기면 붓거나 통증을 느끼게 된다. 그 외에 변형이 생기기도 하고 염증이 생기는 경우도 있다. 골절된 뼈는 피부나 근육처럼 흉터를 남기는 것이 아니라 아예 새로운 뼈로 재탄생한다.

골다공증성 척추압박골절은 노화에 따른 골다공증으로 약해진 척추뼈가 주저앉거나 찌그러지는 질환이다. 겨울철 빙판길에서 엉덩방아를 찧은 후 발생하는 경우도 많은데, 폐경기 이후의 여성이나 남성에게 그만큼 흔한 질환이다. 허리와 등 통증으로 움직이기 힘들고 일어서거나 걸을 때 통증이 심해져 자세를 바꾸기 힘들다. 증상이 이러한데도 자꾸 방치하면 척추 골절이 악화되어 몸이 앞으로 점점 굳어지기도 한다.

## 여성이 특히 조심해야 할 다발 관절증

건강보험심사평가원 통계자료에 따르면, 다발 관절증으로 진료를 받은 남성 환자는 84,996명, 여성 환자는 189,417명이라고 한다. 남성 환자보다 여성 환자의 수가 2.2배 높은 것으로 조사되었는데, 그만큼 다발 관절증이 여성들에게 자주 나타나는 질환인 셈이다. 그렇다면 다발 관절증이란 무엇일까.

먼저 관절염과 관절증은 다르다. 흔히 말하는 관절염은 연골에 염증이 생기는 것이고, 관절증은 연골이 닳는 것이다. 연골은 부드러운 재질로 이루어져 있어서 두 개 이상의 뼈들이 맞닿는 관절을 둘러싸 보호하는 기능을 한다. 대체로 관절이라고 하면 가동범위가 넓고 팔과 다리에 분포하는 윤활관절을 말한다. 관절의 뼈는 한쪽 면이 볼록하면 그와 닿는 뼈의 한쪽 면은 오목하기 마련인데, 이것을 관절머리와 관절오목이라고 부른다. 이렇게 관절의 이어지는 뼈와 뼈 사이에는 탄력적이고 윤활성이 높은 연골로 둘러싸여 안전하다.

하지만 연골이 닳게 되면 뼈와 뼈가 직접 마주치므로 아주 심한 통증을 일으키게 된다. 특히 관절 부위에는 신경의 말단이 많이 분포하고 있어서 통증이나 비틀린 감각을 쉽게 느끼게 된다. 그래서 나이 든 노인이 무릎이 아파서 병원을 찾으면 대개 인공관절을 권유받는 것이다.

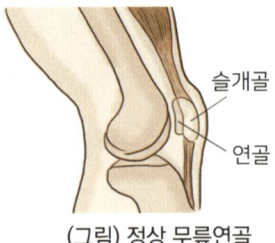

(그림) 정상 무릎연골

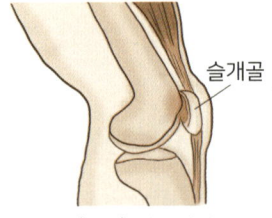

(그림) 연골연화증

이것은 연골이 닳아서 더 이상 자기 몸으로는 연골을 만들 수 없으니 수술이나 시술을 받아야 한다는 의미다.

또 하나, 여기서 다발성이라 부르는 것은 두 곳 이상의 신체 부위에서 동시에 병이 발생하는 것을 말한다. 다시 말해, 다발 관절증은 동시에 몸의 여러 부위에서 관절증이 생긴 만성적인 질병이라는 뜻이다. 원인이 뚜렷하게 밝혀진 것이 없으므로 때로는 자가면역질환이라 부르기도 한다. 대표적인 증상으로는 류머티즘이 있다. 신체적, 정신적 스트레스를 받았을 경우 발병률이 더 높아지고 특히 폐경 초기 여성의 발병률이 유독 높은 것이 특징이다.

3rd chapter **응용편**

# 9장

## 마사지 기술로 통증이 완화된 사례

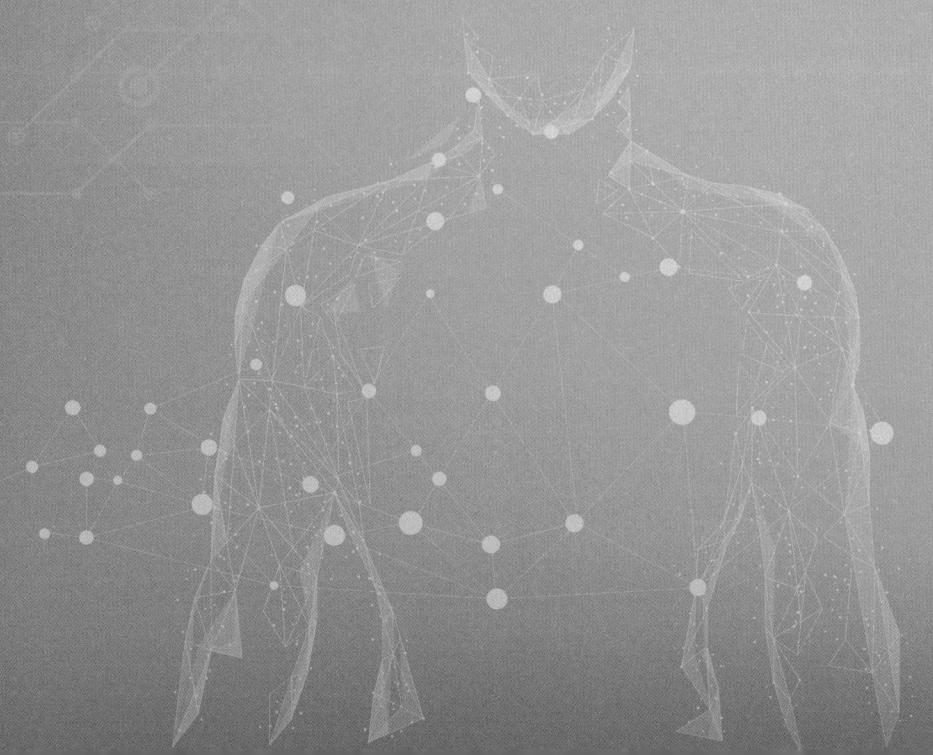

# 9장
## 마사지 기술로 통증이 완화된 사례

본 장에서 다루는 내용은 다양한 임상 중에 특별히 기억에 남는 것만을 골라 간단하게 기술한 것이다. 기록을 목적으로 임상을 한 것이 아니므로 이미 지난 일들에 대해 기억을 더듬어서 각각의 대표적인 사례를 기술하였으므로 사례 자체에 너무 관심을 두기보다는 치유 원리를 익히는 데 방점을 찍기 바란다.

### ① 팔의 불균형, 수전증과 테니스 엘보

노인이 되면 파킨슨병이나 수전증과 같이 손을 마구 떠는 증상을 겪을 수 있다. 물론 노인성 질환이라고 해서 모두 노인들에게만 오는 병은 아니다. 젊은 나이에도 팔뚝에 수분이 과다하게 정체되면 이런 진단을 받기도 한다. 자기 의지와 상관없이 손이 떨리는 증상은 두려움을 일으킨다. 몸이 내 마음대로 조절되지 않기 때문이다.

물론 신체 떨림은 손이 아니더라도 다양하게 발생할 수 있는데, 눈이나 얼굴 또는 다리 등에서도 나타난다. 주로 편하게 쉬고 있을 때 떨리는 경우가 있고, 힘을 줘서 특정한 자세를 취했을 때 떨리는 경우가 있다. 편하게 쉴 때 손떨림이 생기는 경우는 주로 파킨슨병에서 자주 볼 수 있다. 보통 팔다리 끝의 근육에서 시작해 엄지손가락과 집게손가락을 비비는 움직임을 보이는 것이 파킨슨병의 특징이다. 반면 어떠한 자세를 유지할 때 나타나는 체위성 떨림은 초기에는 가끔 발생하다가 시간이 지날수록 증가하게 된다.

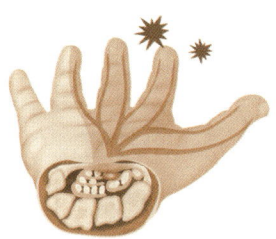

(그림) 수전증

| 수전증을 고친 사례 |

70세 남자 어르신이 방문하여 파킨슨 진단을 받은 것은 아니지만 본인 의지와 상관 없이 자꾸 손이 떨려서 힘을 쓸 수가 없다고 호소하였다. 특히 나이 드신 분들이 손을 떨면 스스로 중풍이 오거나 치매에 걸리는 것은 아닌지 걱정을 많이 하게 된다. 이런 경우에 흉쇄유돌근을 풀어준 다음 승모근을 풀고 삼각근, 대흉근, 능형근, 상완이두근 순서로 풀어준다. 이렇게 긴장된 근육을 풀어주면 호르몬 분비와 스트레스 등이 해소되어 통증이 완화된다. 이분의 경우에는 일주일에 2회 정도 실시했는데, 약 1개월 정도 지나면 자연스럽게 통증이 사라지고 회복되었다. 1개월 동안의 마사지가 끝난 후에는 물을 시간에 맞춰 드시기를 권장했다.

※ **승모근 마사지 요령** : 피시술자를 엎드리게 하여 등이 위로 올라오도록 한다. 팔은 자연스럽게 내리고 긴장을 완화시킨 후 손으로 만져보아 승모근이 뭉쳐 있는 부분을 확인한다. 뭉쳐 있는 부분의 근육을 결에 따라 처음에는 약하게 하다가 점차 풀어지는 정도를 봐가면서 좀 더 강도를 높여준다. 팔의 움직임을 확인하여 마사지 전보다 버티는 힘이 강해졌는지를 확인한다. 주로 승모근은 척추를 중심으로 가로 방향으로 마사지한다.

※ **팔의 버티는 힘이 강해진 것을 확인하는 방법** : 피시술자로 하여금 팔꿈치가 90도가 되도록 하여 팔을 들게 한다. 시술자는 피시술자의 팔뚝을 끌어당겨서 피시술자의 끌어당기는 팔 힘의 강도를 측정한다. 팔을 어깨와 수평이 되도록 하여 시술자가 내리눌렀을 때 버티는 힘의 강도를 측정한다.

| 테니스 엘보와 골프엘보를 고친 사례 |

55세 남자 경북 경산에 사는 사람인데, 팔꿈치에 지속적인 통증이 늘 있고 팔꿈치 통증으로 손가락을 접었다 펴는 동작을 어려워했다. 물건을 잡거나 들려고 할 때마다 팔꿈치부터 손목, 바깥 전완근 부위에 심한 압박감을 느끼고 어깨통증과 목의 통증도 같이 나타나는 경우가 많았다. 심지어 머리를 감거나 높은 곳에 물건을 내릴 때도 통증을 호소했다.

이 경우와 같이 가벼운 물건을 들기조차 힘들어졌다면 이미 팔꿈치 질환이 많이 진행됐다고 볼 수 있다. 팔꿈치 관절 요골의 시작점 부위를 손으로 지그시 누른 다음 3~4회 정도 아래위로 문질러 상완골 힘줄과 신근을 풀어준다. 그런 다음 상완골의 시작점이자 삼각근을 풀어주면서 상완이두근을 마사지한다. 다섯 손가락의 첫 번째 마디를 마사지와 손등과 손목 부위까지 마사지를 진행했다.

## ② 발의 불균형, 족저근막염과 통풍 그리고 무지외반증

　인체를 구성하는 전체 뼈 중에서 약 1/4이 발에 집중되어 있다. 또한, 64개의 근육과 힘줄이 있으며 다수의 관절과 인대 등이 발의 구조를 튼튼하게 감싸고 있다. 이렇게 대단한 발도 피로가 누적돼 있거나 증상이 발생하면 즉각적인 이상 신호를 보낸다. 족저근막염이나 통풍 또는 무지외반증이 대표적이다.

### 족저근막염

　건강보험심사평가원 보건의료 빅데이터 개방시스템에 따르면, 2019년 기준 족저근막염 환자 수는 약 27만 명으로, 매년 그 수가 증가추세라고 한다. 족저근막염은 남성보다 여성이 2배 더 많이 발생하는데, 특히 50~54세 여성의 환자가 가장 많다. 우리 몸의 발은 그 전체가 많은 힘줄로 이루어져 있다. 특히 발뒤꿈치에 집중된 힘줄이 훼손되면 족저근막에 염증이 생기게 된다. 발바닥 아치가 낮은 발, 아치가 높은 발, 다리 길이 차이 등 해부학적인

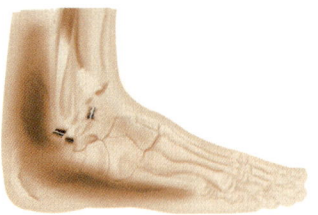

(그림) 족저근막염

원인도 있겠지만, 발을 무리하게 사용해 발생하는 경우가 훨씬 많다고 알려져 있다.

| 족저근막염을 고친 실제 사례 |

50대 후반으로 대구에 사는 여성분의 이야기다. 이 여성은 걷기만 해도 발바닥 통증이 나타나고, 특히 발바닥에 작열감이 심해서 발을 디딜 때마다 발바닥이 따끔거렸다. 게다가 발뒤꿈치에 심한 통증을 느껴서 걷는 게 무섭다고 호소했다. 아침에 일어나 침대에서 내려올 때 느끼는 통증은 말로 표현하기가 힘들다고 했다.

여러 가지 원인이 있겠지만 이분의 경우 가죽 신발과 걸음걸이에서 원인을 찾아볼 수 있었다. 이런 경우에는 다섯 발가락 전체의 발톱 시작점에서 첫 번째 관절 사이를 손으로 문질러서 풀어준다. 그런 다음 발가락 안쪽과 발바닥 쪽을 풀어주고, 다리의 힘을 유지할 수 있도록 아킬레스건, 전경골근, 대퇴사두근을 풀어 다리의 힘과 발목의 힘을 강화하므로 족저근을 안정시킬 수 있다. 여기가 족저근이 시작되는 지점이며, 뒤꿈치는 끝나는 지점이기 때문이다.

점차 안쪽 복사뼈 아래쪽에서 아킬레스건 아래까지 문질러 준다. 마찬가지로 바깥 복사뼈 주위도 마사지한다. 이렇게 하면 발 전체에 힘이 올라오면서 조심해서 걸으면 통증이 완화된 것을 느낄 수 있다.

※ 발에 힘을 측정하는 법 : 시술자가 발목을 잡아당겼을 때 피시술자가 버티는 힘을 측정한다. 시술자가 피시술자의 발가락을 발바닥에서 발등 방향으로 젖혔을 때 어느 정도의 힘이 들어가는지를 측정한다. 다시 발가락을 발등 방향에서 발바닥 방향으로 구부렸을 때 가해지는 힘의 정도를 측정한다.

**통풍**

통풍은 신장에서 걸러내지 못한 요산이 전신을 순환하다가 관절 부근에 정체를 일으켜 염증과 통증을 유발시키는 증상이다. 그래서 양방 병원에서는 통풍의 정

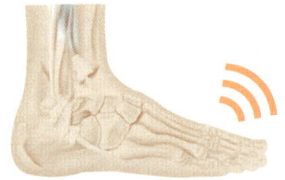

(그림) 통풍

도를 체내 요산 수치를 바탕으로 진단한다. 요산은 퓨린이 분해되고 남은 물질이므로 퓨린이 함유된 음식은 될 수 있는 대로 피하도록 권고하고 있다. 다시 말해, 몸 밖으로 배출되지 않은 요산이 날카로운 요산염 결정으로 변해서 관절 주위 조직에 침착되어 통증을 일으키는 것이다.

건강보험심사평가원의 통계자료에 따르면, 2019년 통풍으로 진료를 받은 환자의 수는 약 46만 명이라고 한다. 2015년에 비해서 38%나 증가한 것인데, 그중 남성이 92%

를 차지한다. 가장 많이 발생하는 부위는 엄지발가락으로 이 엄지발가락의 둘째 마디 안쪽이 붓고 아픈 것이 특징이다. 하지만 발등, 발목, 무릎, 손목 등 각종 관절 부위에 통증을 느끼는 경우도 많다. 증상이 심할 때는 손가락이나 무릎, 발등에 울퉁불퉁한 덩어리가 생길 수 있다.

## | 통풍을 고친 실제 사례 |

60대 초반 여성이 통풍으로 중지가 너무 아프다며 나를 찾아왔다. 이 여성분은 식당에서 일하는데, 설거지하느라 손에 물이 스치기만 해도 더 심하게 아파서 일할 수 없는 지경이었다. 손가락을 굽혔다 펴면서 통증을 완화하려 해도 더 통증이 완화되지 않는다고 하소연했다.

일반적으로 통풍은 치료되지 않으며 평생 약으로 관리해야 한다고 알려져 있다. 그러나 통풍 환자를 지도한 경험에 따르면, 통풍이라고 해서 특별한 병은 아니며 단지 장(腸)이 많이 나빠져서 생기는 병이라는 것이다. 더 심한 통풍은 콩팥까지 나빠져서 통증의 빈도수가 늘어나고 허리통증까지 극심해지는 것이었다.

통풍 환자가 회복하려면 먼저 장 생태계를 회복시켜야 한다. 특히 복부의 림프와 어깨의 림프를 깨끗이 만들어야 하는데, 다행히 이런 림프 청소는 마사지로도 얼마든지 가능하다. 하지만 불수의근을 포함하여 내장 전반을 깨끗이 비우는 단식을 병행하는 것이 가장 빠르고 효과적이다.

마사지 요법으로 통풍을 고칠 때는 다섯 손가락의 손톱 바로 아래를 각기 자극하고, 손톱에서 손목 방향으로 손가락을 일일이 풀어준다. 그런 다음 통풍이 나타나는 중지에 집중적으로 마사지를 한다.

## 무지외반증

무지외반증은 엄지발가락의 안쪽 뼈마디가 튀어나오는 발 변형 증상을 일컫는 말이다. 발가락 모양을 보자면, 엄지발가락이 둘째 발가락 쪽으로 심하게 휘어져 보인다. 초기에는 심한 통증을 느끼

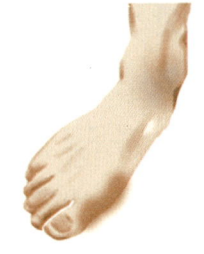

(그림) 무지외반증

지만, 발의 변형이 심해질수록 통증이 줄어드는 것이 특징이다. 무지외반증은 다리와 골반의 변형에 대응하여 발이 보행 자세를 유지하기 위해 스스로 적응하여 변화를 일으킨 결과라고 할 수 있다.

주로 새끼발가락 부위, 즉 발의 바깥면에 무게중심을 두고 걸어서 생기는 증상인 것이다. 이런 경우에는 발 안쪽의 아치가 무너지고 그 부위를 누르면 심한 통증을 호소하게 된다. 볼이 좁은 신발이나 하이힐을 자주 신는 분들에게 발생할 수 있다고 알려져 있는데, 가족력이 있는 경우도 있다.

건강보험심사평가원의 통계자료에 따르면 2015년 외반무지(후천성) 진료 인원은 5만 명명이었으며, 그중 여성이 83%를 차지한 것으로 나타났다. 연령별로는 50대의 비율이

31.3%로 가장 높았고, 60대(20.0%), 40대(15.4%)가 그 뒤를 이었다고 한다.

| 무지외반증을 고친 실제 사례 |

대학교에 다니던 20대 여학생이 찾아온 적이 있다. 신발을 신고 걸으면 오래 걷지를 못하고, 무지 부분에 심한 통증을 느껴서 활동을 많이 할 수가 없다고 했다. 특히 엄지발가락이 잘 붓고 검지 발가락 방향으로 꺾이면서 친구들 보기에 부끄럽다고 했다.

무지외반증은 평소 발이 꽉 끼는 신발을 신거나 부츠, 볼이 좁고 굽이 높은 신발을 자주 신을 경우에 쉽게 생길 수 있다. 이처럼 무지외반증이 있는 환자는 무릎, 허리통증 등이 함께 나타나는 경우가 많다. 또 무지외반증이 있는 사람의 발을 자세히 살펴보면 굳은살이 많다는 것을 알 수 있다.

무지외반증도 족저근막염과 마찬가지로 다섯 발가락 전체의 발톱 시작점에서 첫 번째 관절 사이를 손으로 문질러서 풀어준다. 그런 다음 발가락 안쪽과 발바닥 쪽을 풀어주고, 다리의 힘을 유지할 수 있도록 아킬레스건, 전경골근, 대퇴사두근을 풀어준다. 특히 무지 부분과 발의 오목한 부위를 집중적으로 마사지하는 것이 중요하다. 또 엄지발가락 골짜기 태충혈 부위를 마사지하면 더 효과적이다.

## ③ 다리의 불균형, 퇴행성관절염과 무릎관절증

**퇴행성관절염**

　퇴행성관절염은 관절을 보호하고 있는 연골이 손상되거나 뼈와 인대 등에 염증이 생겨 통증이 발생하는 질환이다. 대개 사고 등으로 외상을 입었을 때 일시적으로 생기지만, 마흔이 넘은 나이에 특별한 외상이 없음에도 관절이 붓고 아프면 퇴행성관절염을 의심해야 한다. 따로 지정된 질병 이름이 있는 것은 아니라서 무릎관절증으로 분류된다. 퇴행성관절염 환자의 가장 뚜렷한 특징은 산을 오르는 것은 잘하지만 내려올 때 힘들어하는 경우다. 이런 경우는 퇴행성관절염 징후가 있는 것으로 보면 된다.

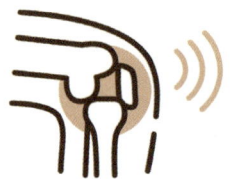
(그림) 퇴행성관절염

　건강보험심사평가원 통계자료에 따르면 2019년 무릎관절증으로 진료받은 환자의 수는 약 300만 명에 이르는 것으로 나타났다. 2015년의 260만 명에 비해 계속 증가하는 추세다. 특히 이 증상은 여성에게 더 많이 나타나므로 50세 이상의 여성이라면 퇴행성관절염에 주의를 기울여야 한다.

관절이 뻣뻣하다가 조금만 쉬면 금방 좋아진다면 이 증상이라 봐도 무방하다. 대체로 무릎관절에 많이 발생하는데, 무릎 외에 손, 발목, 어깨관절 등에도 발생할 수 있으므로 무릎만 괜찮다고 해서 안심해서도 안 된다.

### | 퇴행성관절염을 고친 실제 사례 |

60대 중반 여성인데, O자 형 다리여서 무릎이 쑤시고 아파서 수년간 밤에 잠을 잘 이루지 못하고, 걸을 때 무릎이 휘청거리고 계단을 오를 때나 침대에서 내려올 때도 힘들다고 했다. 무릎을 구부려 보라고 해도 90도로 굽히지를 못하는 정도였다.

특히 대퇴골과 경골이 만나는 관정 부위에서 다리 안쪽은 뼈가 붙어 있고, 바깥쪽은 벌어져 있는 상태가 되어 무릎관절 통증을 호소했다. 두 뼈를 연결하는 슬개골 사이가 크게 벌어지고 부은 상태였다. 이런 상태에서는 안쪽 측부인대는 지나치게 수축되어 있고 바깥 측부인대는 지나치게 팽창이 일어나게 된다.

이런 경우에는 발가락과 발목에 힘을 살려야 하므로 발 마사지에 집중해야 한다. 그런 다음 종아리 마사지를 하고, 무릎관절의 신경 회복을 할 수 있도록 측부인대와 근육 및 힘줄을 풀어준다. O자 다리는 대퇴근육의 바깥쪽이 단단하고 내전근 힘이 약한 특징을 나타내는데, 엉덩이 아래 햄스트링 근육을 강화해 주는 것이 우선이다. 그런 다음 내전근을 마사지하여 힘을 살리고, 대퇴근은 경직된 것을 풀어준다.

## ④ 골반의 불균형, 척추관협착증과 좌골신경통

 10월 16일은 세계보건기구(WHO)가 정한 '세계 척추의 날'이다. 국제기구인 WHO에서 척추의 날을 지정할 만큼 전 세계적으로 척추질환은 심각한 문제를 일으키고 있다. 척추질환에는 강직성 척추염이나 척추관협착증 등 여러 병증이 있는데, 공통적으로 환자 수가 급증하고 있다는 점에서는 동일하다.

**척추관협착증**
 강직성 척추염은 허리를 움직이고 구부리는데 사용되는 관절 혹은 인대에 염증이 생겨 움직임이 둔해지는 병이다. 과거에는 주로 남성에게 발생했으나 최근 여성 환자의 비율이 증가하고 있다.

 대표적인 증상으로 허리통증이나 엉덩이 통증, 말초관절 통증을 일으키는 것으로 보아 따로 분류하기보다는 척추질환의 일반적 원인으로 보는 견해도 있다. 실제로 임상에서도 강직성 척추염과 척추관협착증을 따로 구분할 수 있을 만한 사례는 발견되지 않는다. 강직성 척추염은 척추의 24마디 각 관절이 엉겨 붙어서 딱딱해진 것으로 유연성이 떨어지는 증상이다.

 이런 증상은 척추관협착증의 원인이 되기도 하고 척추관이 협착된 결과로 강직성 척추염이 나타날 수도 있으므로 동일한 관점에서 마사지를 적용해도 무리가 없다.

| 척추관협착증을 고친 실제 사례 |

 척추관협착증으로 필자를 찾아온 분은 59대 중반의 여성이었다, 허리를 숙이는 것이 힘들고 앉아 있으면 허리가 늘 뻐근하고 다리가 당기면서 쥐가 잘나서 잠을 자다 깬 적이 한두 번이 아니라고 했다. 게다가 걷는 것이 불편하여 식후 운동을 안 하다 보니 소화불량도 심한 편이었다. 이런 경우에는 발부터 다리까지 마사지하는 것은 동일하다. 그런 다음 경추부터 요추까지 풀어주고 요추 부위를 집중적으로 붙어 있는 신경을 벌리는 작업을 해야 한다.

 피시술자를 옆으로 눕게 한 다음 골반과 어깨를 잡고 요추를 이완시키는 작업을 여러 번 반복한다. 쉽게 말해 추나를 하는 것이다. 그런 다음 굴신 작용과 허리통증의 느낌, 다리 저림과 당기는 현상을 확인한다. 덜 되어있으면 해당하는 부위를 찾아서 정밀하게 마사지한다.

※ 요추의 신경을 이완시키는 요령 : 오른쪽 허리가 아프다고 호소하는 경우에는, 피시술자로 하여금 머리에 쿠션을 대고 왼쪽을 보고 옆으로 눕도록 한다. 이때 피시술자는 좌측 손바닥으로 우측 어깨에 댄다. 시술자는 피시술자의 다리를 45도 정도 상체 쪽으로 올려서 척추관을 개방한 다음 고정된 자세에서 한쪽 손바닥으로는 피시술자의 어깨를 잡아 움직이지 않도록 하고 다른 손바닥으로는 피시술자의 우측 엉덩이나 허리에 대고 밀어서 열어준다.

## 좌골신경통

좌골은 의자나 바닥에 앉았을 때 바닥에 닿는 뼈를 말한다. 좌골 안쪽에서 다리까지는 좌골신경으로 이어져 있는데, 이곳이 손상되어 발생하는 통증을 좌골신경통이라고 한다. 좌골신경통을 요통과

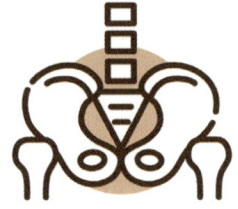

(그림) 좌골신경통

혼동하는 경우가 많은데, 요통은 허리에만 통증이 있는 반면 좌골신경통은 허리에서부터 다리까지 통증이 있다. 실제 임상에서 좌골신경통이라 따로 나누기보다는 허리디스크나 척추관협착증, 척추전방전위증과 함께 처리하는 경우가 많다. 그만큼 원인과 결과가 혼합되어 있는 것이다.

건강보험심사평가원에 따르면 2015년 좌골신경통으로 진료를 받은 환자는 24만 명이었고, 이 중 여성 환자가 63.4%로 남성 환자(36.6%)보다 많았다. 연령별로는 70세 이상이 33.7%로 가장 많았으며, 60대 23.8%, 50대 21.3%로 나이가 많을수록 비율도 함께 높아졌다. 좌골신경통이 발생하면 전기가 오듯 찌릿한 느낌이 엉덩이에서 종아리 뒤쪽으로 전해진다. 일상에서는 배변할 때나 무거운 것을 들 때, 심지어 기침할 때도 비슷한 통증을 느끼게 된다.

| 좌골신경통을 고친 실제 사례 |

60대 초반 대구 여성이다. 다리가 당기고 쥐가 잘난다. 잠도 잘 못 잔다. 오래 걷지를 못하고 아프다. 엉덩이 아래쪽이 특히 아프다. 허리도 쑤시고... 간단히 살펴봐도 척추관협착으로 인해 좌골쪽으로 내려가는 신경이 눌린 상태로 보였다. 가만히 있을 때는 크게 문제가 되지 않으나 움직이면 좌골신경에 통증이 생긴다.

좌골신경통의 마사지 요령은 척추관협착증과 크게 다르지 않다. 이 사람의 경우에는 먼저 발 마사지부터 시작하여 허벅지 마사지를 하고 다시 척추마사지를 끝내고 나면 허리를 펴주고 그런 다음 다시 엉덩 근육을 집중적으로 풀어준다. 주의할 점은 요추 4번과 5번이 눌려서 생긴 현상이므로 해당 부위의 함몰 여부를 확인해야 한다. 예를 들어, 왼쪽 다리가 많이 땅긴다고 하면 요추 4번과 5번이 함몰되어 있고 추간판이 왼쪽으로 탈출되어 있다고 보면 된다.

> 왼쪽 흉요근막을 많이 풀어주고 피시술자를 왼쪽 엉덩이가 올라오도록 옆으로 눕게 한 다음, 왼쪽 엉덩뼈가 올라가 있으므로 안정시키면 된다.

※ **전신 마사지의 순서** : ① 발 마사지 → ② 다리 마사지 → ③ 경추 마사지 → ④ 흉추 마사지 → ⑤ 어깨 및 팔 마사지 → ⑥ 요추 마사지 → ⑦ 엉덩 마사지

※ **전신 마사지 중에 견인을 할 경우** : 목 견인은 경추 마사지가 끝난 다음에 실시한다. 허리 견인은 엉덩 마사지가 끝난 후에 실시한다. 어깨 견인은 어깨 및 팔 마사지 후에 실시한다. 서혜부 골반 견인은 다리 마사지 후에 실시한다.

### ⑤ 경추의 불균형, 목디스크

 2019년 한 해 동안 경추간판장애, 즉 목디스크로 병원을 찾은 환자 중 40대가 약 20%를 차지했다고 한다. 달리 말하자면 40대에 가장 흔하게 발생하는 질환이라는 건데, 왜 나이 많은 노인들보다 한창나이의 40대에 목디스크가 더 많이 발생하는 걸까.

허리디스크가 요추에서 발생하는 추간판 탈출이라면 목디스크는 경추에서 발생하는 추간판 탈출이라고 할 수 있다. 즉, 척추뼈 사이에서 충격을 흡수해주는 추간판이 제 위치를 벗어나는 현상이다. 이런 현상은 외상이 아니라면 의자에 앉아 온종일 업무를 보는 직업병의 일종이라고 의심해 봐야 한다.

건강보험심사평가원에 따르면 2019년 경추간판장애로 진료받은 환자는 100만 명이 넘었다고 한다. 일상적인 질환에 가까운 목디스크는 거북목이나 일자목의 원인이 된다는 점에서 초기 치료가 대단히 중요하다. 특히 머리와 목을 앞으로 내민 채 장시간 앉아 일하는 IT 업종 종사자나 디자이너들은 거의 예외 없이 목디스크를 앓고 있다. 가정주부라 하더라도 평소 너무 높은 베개를 사용하는 경우에도 자주 발생한다.

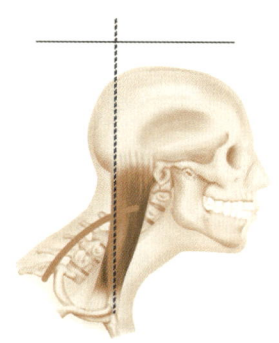

(그림) 거북목

| 목디스크를 고친 실제 사례 |

50대 중반 남성, 목이 한쪽으로 잘 안 돌아가고 늘 머리가 무겁고 두통에 시달렸다고 한다. 어깨가 많이 뭉쳐 있고 늘 피로를 호소했다. 한쪽 팔의 가동범위가 줄어든 상태였다. 이런 경우에는 피시술자를 바로 눕힌 상태에서 흉쇄유돌근부터 마사지를 시작한다. 흉쇄유돌근을 만져봐서 조금 더 두텁거나 경직된 곳으로 머리가 기울어져 있다. 손으로 경추 1번부터 7번까지 만져보면 횡돌기가 틀어져 있는 부분을 확인할 수 있다.

예를 들어 경추 5번의 횡돌기가 왼쪽으로 틀어져 있다면 시술자의 집게손가락 셋째 마디 아래 단단한 뼈 부위로 살짝 밀어준다. 이때 피시술자의 머리는 오른쪽으로 돌린다. 그런 다음 목을 견인하여 경추를 바르게 한다. 어깨의 승모근을 풀고 극상근과 극하근을 풀어주며, 어깨와 팔 마사지까지 해야 끝낼 수 있다.

## ⑥ 흉추의 불균형, 오십견 및 등 통증

60대 이상 고령층에서 무릎이나 허리 등 관절이 쑤시는 증상은 근육이 약해지면서 관절에 부담이 가중되는 자연스러운 노화 현상이다. 특히 오십견이나 어깨석회성건염 등 어깨 병변은 대표적인 노인성 질환이다. 오십견이 생기면 어깨관절의 주변에 심한 통증을 느끼고 팔과 어깨를 움직이는 가동영역이 좁아지면서 움직임이 둔해지고 근력이 약해진다. 날씨가 추울 때나 밤에는 더욱 통증이 심해지는 특징이 있다.

건강보험심사평가원 자료에 따르면 어깨 병변으로 진료를 받은 환자 수는 2015년 200만 명에서 2019년 236만 명으로 4년간 약 36만 명이 늘었다. 어깨 병변으로 인한 환자 수의 급격한 증가는 다른 질병에서와 마찬가지로 식습관의 서구화나 도시사회의 과도한 스트레스로부터 기인하는 경우가 많다. 특히 최근에는 젊은층에서도 이 같은 어깨 병변이 증가하고 있는데, 이는 스마트폰이 일상화된 것에서 원인을 찾아야 한다.

요즘 사회는 스마트폰 때문에 일어나고 스마트폰을 충전하면서 잔다고 해도 과언이 아닐 만큼 지나치게 스마트폰에 열중하는 시대다. 그러다 보니 하루에도 거의 대부분을 잘못된 자세로 스마트폰을 쳐다보며 사는 것이 일상화되어 목이나 어깨에 잦은 통증을 호소하는 사람들이 늘어나고 있다.

30~50대 연령층에서 잘 생기는 석회성건염은 어깨를 둘러싼 힘줄에 석회질이 쌓이는 것으로, 심하면 팔을 제대로

움직이지 못 하는 일도 있다. 젊은 사람의 경우에는 특별한 치료를 하지 않더라도 시간이 지나면 석회가 조금씩 체내에 흡수되면서 통증이 사라지기도 한다. 하지만 요즘은 병원에서 굳이 수술을 권해서 젊은 사람이 어깨 수술을 하는 경우도 많다.

비슷한 증상으로 근막동통 증후군이라는 것도 있다. 스트레스, 불안감 등으로 근육이 긴장하여 수축한 결과 근육 내 혈액순환이 감소하여 통증 유발 물질이 생성되어 생기는 것이다. 목과 어깨 주변을 만져서 단단하다면 대체로 근막동통 증후군으로 보면 된다.

| 오십견을 고친 실제 사례 |

어느 날, 50대 중반 여성분이 찾아왔다. 팔을 들지도 못하고 뒤로 젖히지를 못하므로 옷을 혼자서 제대로 입기 힘들다고 하소연했다. 팔과 어깨가 늘 아프단다. 이런 경우에는 경추 마사지 후에 어깨 근육을 집중적으로 풀어야 한다.

견갑근, 삼각근, 승모근 전체를 풀어준다. 특히 삼각근 안에 있는 견봉을 당겨서 풀어주는 것이 중요하다. 이때 견봉 인대를 같이 풀어준다. 겨드랑이 아래 전거근을 풀고, 그 위에 있는 대원근과 소원근도 풀어 준다.

## ⑦ 요추의 불균형, 등 통증과 탈구

등 통증이란 등이 아픈 증상을 말한다. 그렇다면 가만히 있던 등이 왜 갑자기 아파진 것일까? 아무 일도 없었는데 등이 아플 리는 없다. 등은 흉추의 근육 통증과 요추의 근육 통증을 포괄하여 일컫는데, 대체로 요추 통증을 얘기한다. 심폐기능이 약해져서 생기는 흉추의 등 통증은 이번 장에서는 다루지 않고 건강보험심사평가원의 자료를 바탕으로 요통과 좌골신경통 같은 요추 통증을 얘기하고자 한다.

요통은 외상으로 인한 경우가 아니면 대체로 척추의 변형 또는 질병으로 인해 허리에 통증이 생기는 것이다. 우리나라 국민의 80%가 평생 한 번 이상 요통을 경험한다는 통계가 있을 정도로 매우 흔한 질병이어서 휴식을 취하면 자연스레 완화된다. 하지만 디스크 탈출이나 강직성 척추염 또는 신장 질환으로 인해서도 요통이 생기므로 주의해야 한다.

허리나 엉덩이가 아프기 시작하더니 점차 다리에까지 통증을 느낀다면 이는 좌골신경통일 가능성이 크다. 요통이나 좌골신경통이나 강직성 척추염이나 사실 원인만 놓고 보면 따로 떼어서 얘기할 만큼 큰 차이가 있는 질병이 아니어서 필자는 이를 모두 등 통증으로 부르고자 한다. 그 외에 갑자기 운동을 심하게 했거나 오랫동안 잘못된 자세를 유지하여 근육이 뭉쳐서 아픈 경우도 있는데, 이것을 일반적으로 '담이 걸렸다'고 말한다. 담은 등 통증을 유발하는 가장 흔한 원인에 속한다.

| 등 통증을 고친 실제 사례 - 담 |

척추측만증으로 진단받은 아이가 찾아왔다. 등 결림 현상이다. 학교에서 공부할 때 제대로 집중하지 못하고 운동시간에 등을 굽히는 자세가 불안정하다. 소화 기능이 떨어지고 손발이 찬 편이었다. 땀을 많이 흘리는데, 상담 중에도 손바닥에 땀이 흥건히 고일 정도였다.

등 통증은 현대인들이 컴퓨터와 스마트폰 사용에 많은 시간을 소비하면서 겪는 증상이다. 오랜 시간 동안 잘못된 자세로 책상 앞에 앉아있거나 어깨를 구부린 채 핸드폰을 장시간 들여다보면서 생기는데, 대개 등 한쪽이 튀어나오거나 불룩한 거북목 증상이 나타난다.

이런 경우에 척주기립근을 관찰하여 볼록 튀어나온 부분을 마사지하고, 등 근육을 이완시키는 것이 좋다. 승모근과 견갑거근, 소능형근, 대능형근, 광배근 전체를 마사지한다. 그런 다음 스트레칭을 자주 시켜야 한다. 스트레칭은 목을 뒤로 젖히면서 동시에 견갑골을 모아준다. 이렇게 하면 뻐근하면서 시원한 느낌을 받을 수 있다.

## 허리디스크와 탈구

앞서 설명한 바와 같이 사람의 척추는 경추(목뼈), 흉추(등뼈), 요추(허리뼈) 그리고 천추(엉덩뼈) 4개 부분으로 구분된다. 그리고 각 척추뼈 사이에는 척추의 움직임과 충격을 흡수하는 '디스크'라는 말랑말랑한 구조물이 있는데, 이것을 추간판이라고 부른다.

경추 1~2번처럼 추간판이 없는 뼈도 있지만, 나머지는 모두 추간판으로 연결되어 있고 다시 인대로 둘러싸여 보호받는다. 요추에서 가장 빈번하게 발생하는 것이 추간판 탈출이라 불리는 허리디스크 증상이다.

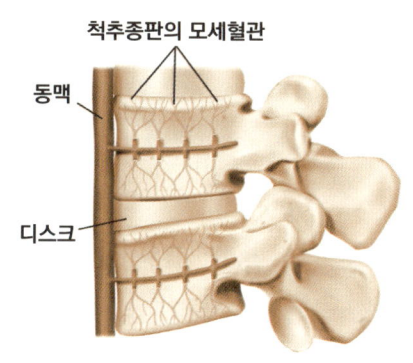

(그림) 디스크

건강보험심사평가원에 따르면 2019년 추간판 장애로 진료받은 환자는 약 2백만 명이었는데, 40대 환자가 약 34만 명으로 16%를 차지하고 있다.

탈구는 어깨관절에서 팔을 회전시키는 상완골두가 빠지거나 대퇴부 관절에서 대퇴골두가 정상적인 위치를 이탈하여 생기는 증상을 말한다. 대개 팔이 빠졌다고 하는 경우가 이에 해당하는데, 대퇴부에서는 잘 일어나지 않는다. 다만 대퇴골두의 기울기가 미세하게 변하는 것만으로도 다리와 발에 미치는 영향은 상당해서 실제 0.1도만 기울어도 발의 변형을 일으키게 된다. 이 경우에 허리와 다리에 통증을 일으키거나 만성적인 염좌에 시달리는 경우가 많다.

염좌는 노화로 인해 골밀도가 감소하면서 근육과 인대의 힘이 떨어지고 탄력성이 저하되는 것이다. 건강보험심사평가원에 따르면 요추와 골반의 관절 및 인대의 탈구, 염좌 및 긴장으로 2019년에 진료받은 환자만 약 220만 명에 이르는 것으로 나타났다. 그중 50대가 약 21%를 차지할 만큼 많았고, 40대가 약 19%를 차지했다.

## | 골반 골두의 탈구를 고친 실제 사례 |

40대 남성인데, 다리의 한쪽 근육이 딱딱하고 다리 길이에도 심한 차이가 나서 남들이 보고서는 마치 소아마비인 것 같다고 할 정도였다. 방문 당시에는 무릎관절과 발목에 통증을 호소했으며, 허리가 아프다고 했다. 이것은 골반의 골두가 한쪽으로 쏠리는 현상으로 인해 탈구가 생긴 것으로 골반변형에서 자주 볼 수 있는 현상이다.

골두가 전후 또는 상하로 쏠리게 되면 대퇴근육의 긴장도가 높아지고 엉덩근육인 대둔근과 중둔근에 영향을 미쳐 허리가 틀어지는 현상이 나타난다. 한쪽으로 골반이 틀어지면 그것을 지탱하려는 반작용에 의해 걸음걸이도 역팔자 걸음이 된다. 다리의 좌우 밸런스가 맞지 않기 때문에 뛰거나 산을 오르내릴 때 힘이 든다. 이 사람은 우측 다리의 골두가 뒤로 쏠린 형태였는데, 그로 인해 오른쪽 옆구리가 당기고 허리에 통증도 나타났다. 우측 엉덩이가 더 커 보여서 짝궁둥이였으며, 우측 다리의 길이가 짧았다.

이런 경우에는 발가락과 복사뼈 아킬레스건 순서로 발을 풀어준 다음 경골 종아리근육과 무릎의 내측부 인대와 외측부 인대를 풀어주고 서혜부에서 내려오는 내전근을 마사지한 다음 엎드린 상태에서 피시술자의 좌,우 대둔근 마사지와 고관절 견인 시술을 진행한다.

※ **다리를 마사지하는 요령** : 허벅지 앞쪽은 서혜부의 내전근 시작점에서 마사지를 시작하여 무릎 쪽으로 내려가면서 아래 방향으로 각 지점은 원형으로 마사지한다. 종아리는 경골을 기준으로 원형으로 마사지하면서 발목 방향으로 진행한다. 햄스트링은 피시술자를 엎드리게 한 다음 좌골 아랫부분에서 시작하여 오금까지 깊게 마사지하므로 아프다고 호소한다.

### ⑧ 손의 불균형, 손목터널증후군

손목터널증후군은 정중신경이 지나가는 수근관(手根管)이 좁아져서 정중신경이 압박받은 결과, 손목을 비롯해서 엄지손가락부터 중지에 이르기까지 저리고 아픈 증상을 말한다. 정확한 원인은 아직 밝혀지지 않았으나, 수근관을 감싸고 있는 인대가 지나치게 비대해진 결과라는 주장도 있다. 일반적으로 남성에 비해 여성에게서 많이 발생하는데, 아마도 여성들에게서 몸이 잘 붓는 현상이 있는 것과 연관되는 것으로 보인다.

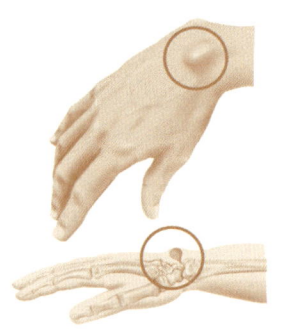

(그림) 손목터널증후군

건강보험심사평가원에 따르면 손목터널증후군으로 진료를 받은 인원은 2016년 기준으로 약 17만 명에 이르는 것으로 나타났다. 그중 50대가 약 39%를 차지하였으며, 성별로는 여성이 77.5%로 남성보다 3배 이상 많았다.

| 손목터널증후군을 고친 실제 사례 |

시골에서 농사짓는 70대 할머니가 내방했다. 일을 하다 보면 손가락에 마비가 오고 손을 움직일 때마다 화끈거리면서 손으로 물건을 잡기도 어렵다고 했다. 어렵사리 물건을 잡더라도 손목에 힘이 빠져서 떨어뜨리기 일쑤였다고 한다. 이런 경우에는 요골과 척골의 사이에 손마디를 연결해주는 부분의 신경을 체크해야 한다. 즉, 손목을 지나가는 정중신경을 회복시켜야 낫는다.

한의학적 관점으로 보자면, 외관혈 부위를 풀어야 한다. 손목을 기준으로 팔뚝 위 1.5cm 지점이 외관혈이고 팔뚝 아래 1.5cm 지점이 내관혈이다. 전완근부터 풀어준 다음 수도 부분을 눌러서 풀어준다. 첫 번째 손가락 골짜기를 합곡혈이라 하는데, 이 부위도 풀어준다. 그런 다음 손목뼈와 손의 근육, 연골, 인대 등을 함께 강화하도록 마사지하고, 엄지 구릉 부분도 같이 풀어준다. 마사지가 끝나면 피시술자의 악력을 측정하여 손가락과 손목의 힘을 측정하여 성공적으로 이루어졌는지 확인한다.

※ **악력 테스트하는 요령** : 먼저 손가락 힘은 피시술자의 손가락 전체를 손바닥 방향으로 구부려서 힘을 주게 한 다음 시술자가 손가락을 당겨서 버티는 정도를 측정한다. 손 전체를 세워서 측면으로 당겼을 때 버티는 힘을 측정한다. 손목은 구부렸을 때 통증이 있는지를 확인한다.

3rd chapter **응용편**

# 10장

## 자가치유와 응급처치법

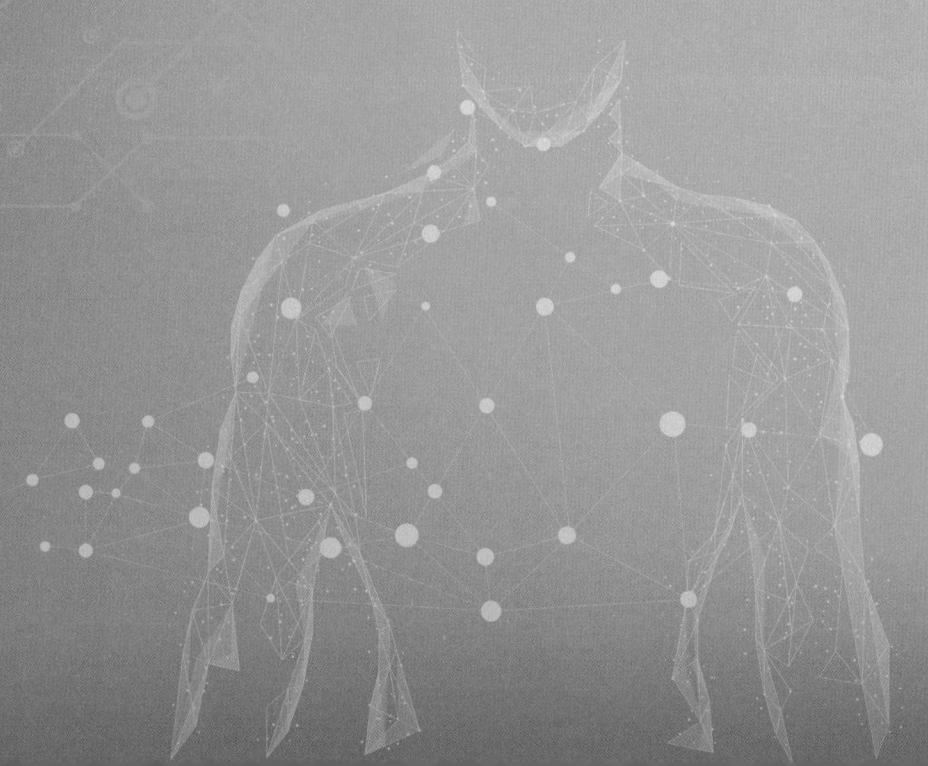

# 10장
# 자가치유와 응급처치법

## ① 응급처치법

 갑자기 사람이 팔이 빠졌다고 하는 경우에는 현장에서 즉시 응급처치가 필요하다. 팔목인대가 늘어난 경우에는 팔목이 아프다고 하는데, 손목의 요골과 척골 사이를 가볍게 문질러주면 완화된다. 팔꿈치가 빠지는 경우가 있는데, 상완골이 요골과 척골로부터 살짝 밀려나서 튀어나온 경우다. 튀어나온 상완골을 지그시 누른 상태에서 요골과 척골을 서서히 당기면서 손목을 접어서 밀어 넣으면 툭 들어간다.

 어깨가 빠진 경우에는 견봉의 골두가 처진 경우다. 처진 경우에는 반듯이 눕혀서 90도 정도로 서서히 팔을 들어서 올려만 줘도 저절로 들어간다. 그렇게 한 다음에 안정적인 자세로 팔이 가슴에 붙어 있도록 보호대를 착용하게 한다. 테니스 엘보라고 해서 팔꿈치 뒤쪽의 인대를 건드려만 주면 통증은 줄어든다. 그 위쪽에 곡지혈 정도를 근육만 풀어줘도 없어진다. 손목은 내관혈을 자극한다.

무지외반증 같은 경우는 신발을 크게 신고 무지 쪽의 근육 인대를 풀어서 안정적으로 만들어주면서 발가락 힘을 길러 주면 바로잡을 수 있다. 족저근막염은 발바닥 뒤꿈치 아래쪽에 있는 족저라는 근막이 끊어진 것으로, 복사뼈 뒤쪽을 강화해 주면 통증이 완화된다. 무릎 슬개골 좌우 내측부 인대와 외측부 인대를 자극해서 경골 쪽에 붙은 인대를 풀어주어서 무릎이 안정되고 O자와 X자 다리를 바로 잡을 수 있다.

## ② 일상생활에서 근골격계 질환을 예방하는 자가치유법

할머니나 할아버지의 등이 굽는 것은 일을 많이 해서다. 자꾸 펴주는 노력을 해야 하는데, 새우잠을 자는 등 습관을 그대로 유지하여 치매나 뇌졸중의 위험을 높이는 것이다.

마사지와 병행할 수 있는 요법으로는 운동요법과 식이요법이 있다. 가장 이상적인 운동은 맨발운동이다. 맨발로 흙을 밝게 되면 가장 좋은 운동이라고 볼 수가 있다. 신발이나 양말의 보호를 벗어나면 우리 발은 전체 밸런스를 잡기 위해 다양한 반응을 하게 되는데, 이 과정에서 마사지의 효과를 더욱 극대화할 수 있다.

식이요법에 대해서는 좀 더 깊은 설명이 필요하다. 우리 몸의 이빨이 32개인데 어금니만 20개다. 어금니는 씹어야 하는데, 현대인들은 씹는 기능이 약해서 장이 약해지고 둔화한다. 그래서 비만이 많이 생기고 배변 장애를 겪기도 한다. 장애인들의 경우에 씹는 기능이 더 약해서 거의 흡입하다시피 식사를 하므로 장운동에 문제가 생긴다. 따라서 씹는 저작근 운동이 무엇보다 필요하다. 또 식사시간에는 물 마시는 것을 줄이는 것이 좋다. 식사 때는 열로 태워야 하는데, 국물을 많이 먹으면 오히려 열을 식히는 부작용을 초래하기 때문이다.

잠을 잘 때는 다리를 높여놓고 자면 골반, 허리의 기능을 보완할 수 있다. 종아리 밑에 뭔가를 놓고 들어 올려서 자면 좋다. 발목을 묶어주면 다리의 균형을 잡아가는 데 큰 도움이 되고, 골반의 안정성도 높아진다. 다만 처음 하시는 분들은 혈액순환이 장애 되어 쥐가 나는 현상으로 힘들어한다.

운동은 전신이 움직인 결과다. 따라서 개별 근육이나 뼈에 대해서 외우는 것은 임상에서는 거의 도움이 되지 못한다. 실제 임상에서 통증을 줄이거나 기능을 개선하는 것은 해부학적 지식이 아니라 연동되어 움직이는 전체 근육에 대한 통찰이기 때문이다.

### ③ 냉찜질과 온찜질, 어떤 게 나을까?

사람들은 길을 걷다가 발을 헛디뎌 발목을 삐는 경우가 흔히 있다. 사람들이 발목을 삐면 바로 병원에 가서 발목에 깁스하는 경우가 대부분인데, 기본적인 지식만 있으면 발목이 삔 부분을 안정되게 치료할 수 있다. 발목이 삔 순간 냉찜질을 하고 나서 삔 부위에 인대를 강화하는 마사지를 함으로써 발의 통증과 부기를 안정시킬 수 있다.

마찬가지로 찜질을 할 때 얼음찜질을 하는 경우와 뜨거운 팩을 붙이는 경우가 각기 다르다는 것을 알면 평소 일상적인 통증과 염증을 쉽게 바로잡을 수 있다. 얼음찜질을 냉찜질이라 부르는데, 이는 갑작스럽게 삐었거나 타박을 입어 통통 부었을 때 효과적이다. 반면 오랜 질병으로 인해 생긴 만성질환이나 타박 후 3일 정도 지난 시점에는 온찜질이 효과적이다. 냉찜질은 혈관을 수축시키고 관절과 근육을 경직되게 만드는 특성이 있어 갑작스러운 타박에는 마취 효과가 있고 출혈을 감소시키는 효과도 있다.

반면, 혈관을 확장하고 혈액순환을 원활히 해야 하는 만성 질환이나 오래된 타박에는 온찜질을 해야 한다. 또 근육통, 요통, 관절통, 어깨결림 등과 같이 관절에 혈액순환이 잘 안 되어 발생하는 통증에도 온찜질이 좋다. 관절 주위에 열감이 느껴지지는 않지만 쑤시고 아픈 경우에도 온찜질이 효과적이다. 하지만 관절이 빨갛게 부어오르고 열감이 있을 때는 냉찜질로 관절 주변의 염증과 통증을 감소시키는 것이 좋다.

온찜질을 하면 근육의 경련을 풀어주고 혈액순환에도 도움이 되는데, 섭씨 40~42도 정도의 약간 뜨거운 물에서 온욕이나 각탕을 하는 것도 추천할만한 방법이다. 또 다른 관점에서 보자면, 근육통은 온찜질을 하는 게 좋고 타박상은 냉찜질을 하는 것이 좋다. 멍이 든 경우에는 내부 출혈이 있다는 뜻이므로 근육을 급하게 수축시켜 출혈을 막아야 하므로 냉찜질이 효과적이다.

## ④ 지적장애인에게 효과적인 행동수정법

나는 지난 10여 년간 지적장애인들을 대상으로 행동교정을 지도해오고 있다. 지적장애인들은 사회적 상호작용에서 장애를 겪는데, 이는 한정되고 제한적인 의사소통으로 인해 발생하는 현상이다. 특히 중증 자폐아들은 일상생활조차 혼자서 하기 어려운 상태다. 따라서 중증의 지적장애인들을 지도할 때는 일상생활에서 벌어지는 매 순간을 스스로 제어하고 표현하도록 가르쳐야 하므로 사실상 주말 숙박 캠프를 몇 년간 진행할 수밖에 없었다.

주말 힐링 캠프는 중증 장애인들과 함께 생활하고 훈련하면서 환경에 변화를 줌으로써 행동을 수정하게 만드는 프로그램이다. 그 과정에서 지적장애인들이 무엇을 가장 먼저 고쳐 나가야 할 것인지에 대해 여러모로 생각하게 되었다. 이들은 어릴 적부터의 습관적인 생활이 나이가 들어서도 똑같은 패턴을 보이며 반복한다. 특히 지적장애인은 어릴 때 길들여진 습관이 나이가 들어도 아주 자연스럽게 이루어지는 것을 보았다. 이런 패턴은 과잉행동 장애에서도 그대로 유지되는 것을 확인했다. 하지만 몸에 밴 습관들도 운동과 훈련을 통해 변화될 수 있다.

가정에서 대소변뿐만 아니라 식사, 수면, 동작, 소리 지르기, 틱 장애, 공격적인 행동, 눈치 보기와 같은 패턴은 쉽게 교정되지 않는다. 이처럼 가정생활에서 나타나는 행동 패턴은 부모가 가장 잘 지도할 수 있다. 하지만 실제 지적장애인을 데리고 있는 부모들은 전문적 지식이 부족하고, 아이에 대한 애정으로 인해 행동수정을 주저하는 경우가 많다. 대체로 이 부분에서 부모와 자녀 간에 격차가 생기게 되고 아이들의 건강도 무너지게 된다.

예를 들어, 지적장애인들은 방귀 냄새가 심한 경우가 많은데 이는 장 생태계가 나빠졌음을 의미한다. 떼를 써서라도 피자나 햄버거 같은 가공식품을 즐기거나 차가운 음료나 아이스크림 등 몸을 해치는 음식을 먹기 때문이다. 그래서 힐링 캠프에서 가장 중점을 두는 것은 식습관 교정이다. 장(腸)은 제2의 뇌(腦)라는 말이 있듯이 육류나 가공식품에 의존하는 식습관을 고치지 않는 한 지적장애를 극복할 방법은 없다.

다음으로 운동을 하지 않으려는 습성을 바꾸기 위해 에너지를 충분히 소모하게 할 만큼의 운동습관을 기르도록 한다. 이는 몸을 건강하게 함으로써 정신을 건강하게 만들려는 목적이다. 지적장애는 발생 원인에 따라 빛이나 소리에 대단히 민감하게 반응할 수가 있는데, 이는 뇌 신경과 깊은 관련이 있을 것으로 생각된다. 따라서 아이가 어떤 상태에서 지나치게 흥분하거나 아니면 침울한지를 관찰하는 것도 필요하다. 특정 상황에서 갑자기 도파민이나 세로토닌이 과다 분비되어 이상 행동을 하기 때문이다.

# 내 몸의 환경을 바꾸는 "쉼스테이"

## ○ 식사습관

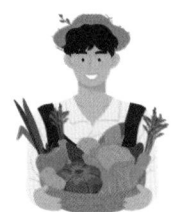

신선한 음식 재료를 이용하여 올바른 조리방식으로 만든 음식을 현명하게 섭취하는 건강습관입니다. 각종 성인병과 만성질환의 원인이 되는 잘못된 식습관을 개선하면 질병을 치유, 예방하는 데 도움을 주어 진정한 건강을 얻을 수 있습니다.

**Point**

- ◆ 3-3-3 규칙(하루에 3식, 30분 동안 30회 이상 꼭꼭 씹어먹기)
- ◆ 식사 전 후식 먼저 먹기
- ◆ 섬유질이 풍부한 간식을 식사 1시간 전 먹기
- ◆ 조미료, 트랜스 지방 NO, 신선한 채소와 과일 OK
- ◆ 건강한 음식 먹기 – 통곡물, 지방 적은 육류, 생선 및 견과류, 저염식

## ○ 운동습관

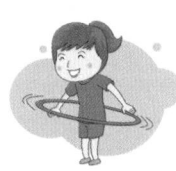

특별한 시간이나 장소에 구애받지 않고 일상생활 속에서 꾸준히 운동하는 건강습관입니다. 단순히 오래 사는 평균수명의 연장이 아닌, 아프지 않고 100세까지 건강하게 살 수 있는 건강수명의 연장을 위해서 운동은 꼭 필요한 요소입니다.

**Point**

- ◆ 아침 운동 산책, 걷기 30분(맨발로 흙 밟기)
- ◆ 바른 자세 운동법(앉은 자세, 선 자세, 걷는 자세, 누운 자세)
- ◆ 식사 후 햇볕 쬐기
- ◆ 호흡법 교육(복식, 자연 호흡)
- ◆ 산행,
- ◆ 줄넘기(무릎관절 강화하기)

## ◯ 마음습관

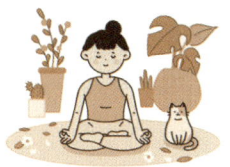

올바른 마음가짐으로 스트레스를 잘 관리하여 질병을 예방하고 삶의 질을 높일 수 있는 건강습관입니다. 만병의 원인이 되는 스트레스를 올바르게 관리함으로써 질병의 예방 및 치유를 도모하고 더 건강한 삶을 누릴 수 있습니다.

**Point**

- ◆ 하루 한 번 이상 명상(아침 또는 저녁)
- ◆ 긍정의 힘을 키워야 함
- ◆ 좋은 것을 볼 수 있는 눈, 좋은 말을 할 수 있는 입, 좋은 것을 들을 수 있는 귀를 가져라.
- ◆ 나와 남을 비교하지 마라.

## ◯ 수면습관

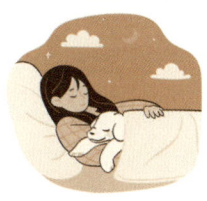

최상의 몸 상태로 활기찬 하루를 시작하고 달콤한 수면을 하기 위한 건강습관입니다. 규칙적이고 깊은 수면은 원활한 피로 해소, 면역력 향상, 자연치유력 촉진 등 모든 신체 메커니즘을 건강하게 만들어 주는 가장 좋은 방법입니다.

**Point**

- ◆ 규칙적인 기상은 6시~, 취침은 11시
- ◆ 잠은 기본 7시간으로 숙면 취하기
- ◆ 낮은 베개 사용, 다리에 쿠션 받치기

## ◯ 물 먹는 습관

**만병일독** : 모든 병은 혈액에서 온다. 우리 몸은 약 70%의 물로 이루어져 있다. 따라서 물이 부족하거나 너무 많아도 몸에 이상 징후가 일어난다. 그러므로 몸의 건강을 유지하기 위해서는 바르게 물 먹는 습관을 어려서 부터 꾸준히 길러 주어야 한다.

**Point**

- ◆ 아침에 일어나 공복에 물 마시기
- ◆ 식사 30분 전 물 마시기
- ◆ 식사 후 2시간 뒤 물 마시기
- ◆ 잠자기 1시간 전 물 마시기

## 3배엽

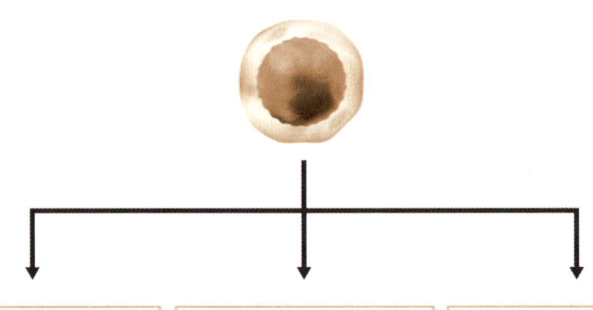

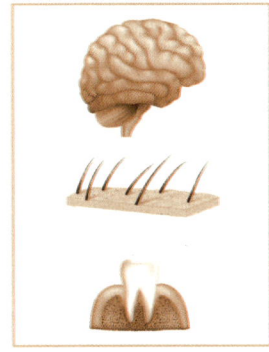

**외배엽 ectoderm**

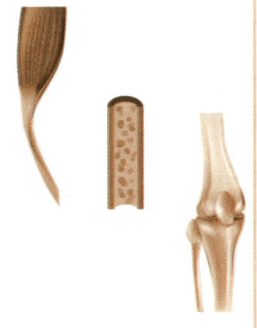

**중배엽 mesoderm**

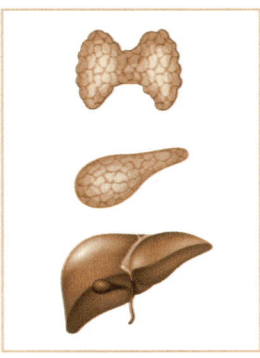

**내배엽 endoderm**

| 외배엽 | 중배엽 | 내배엽 |
|---|---|---|
| 중추신경계 | 근육 | 입, 소화관 |
| 눈의 수정체 | 골격 | 간, 이자 |
| 두개골과 감각 | 진피조직 | 위, 결장 |
| 신경절과 신경 | 결합조직 | 방광, 요도관 |
| 색소세포 | 비뇨생식계 | 기도 표피 |
| 머리 결합조직 | 심장, 혈액 | 폐, 인두 |
| 표피, 체모, 젖샘 | 림프계 | 갑상샘, 부갑상샘 |
| 신경능 | 신장, 비장 | 장(腸), 항문 |

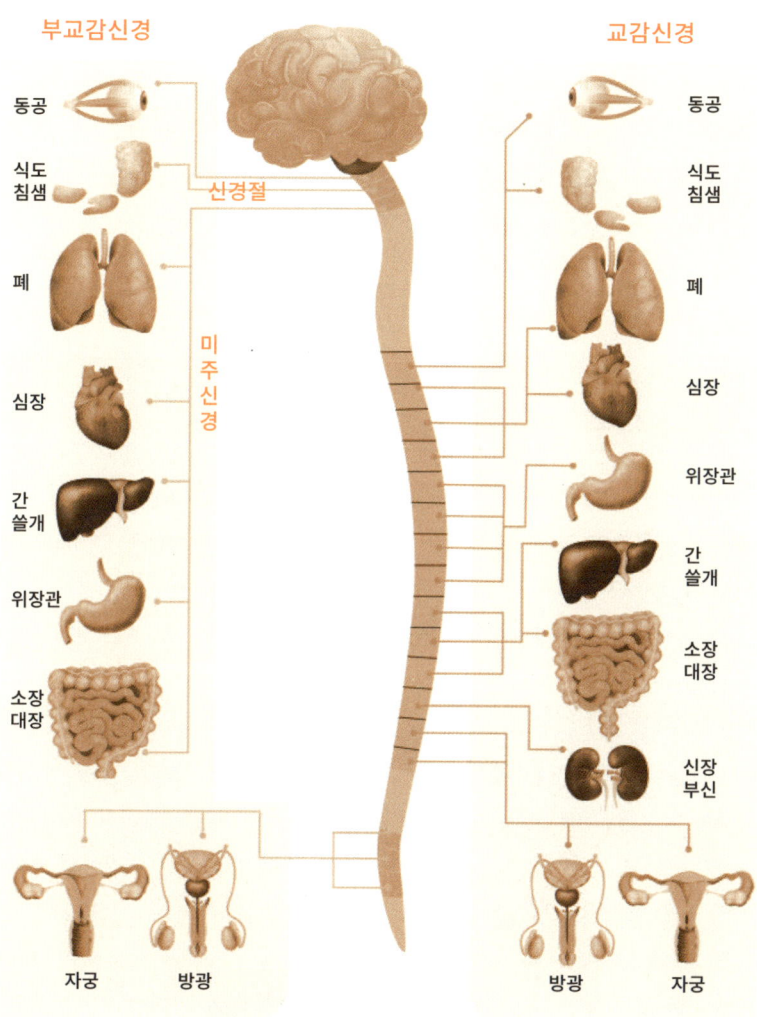

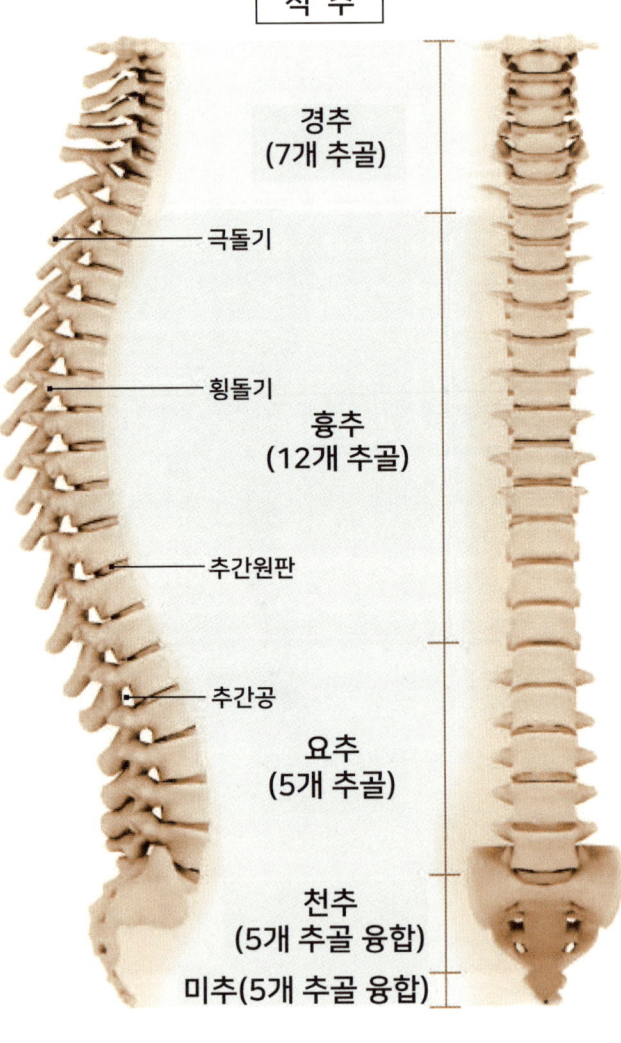

## 척추와 척수신경

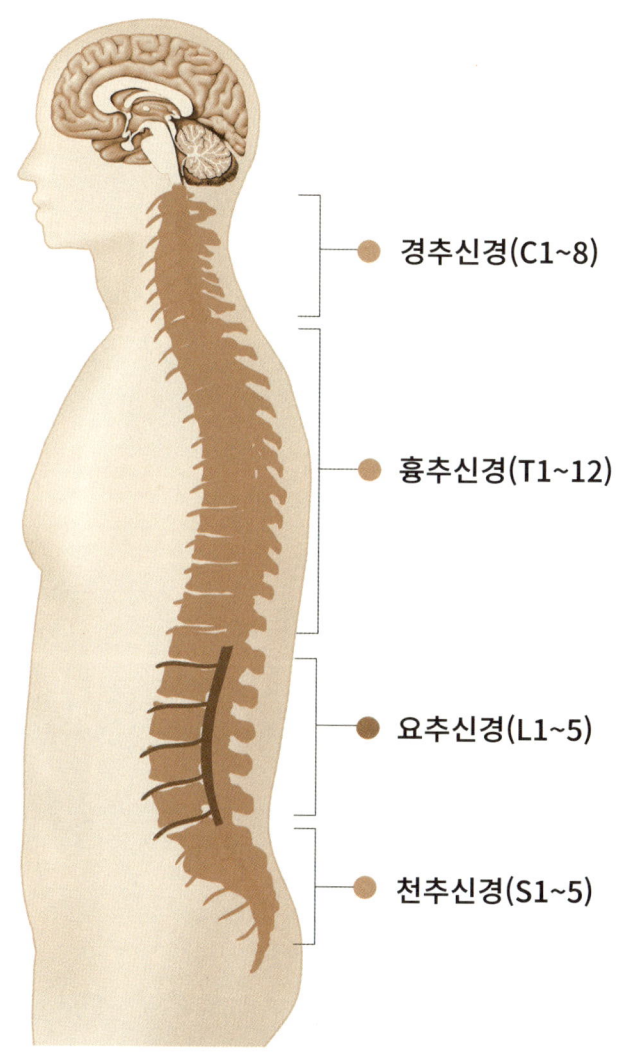